2nd edition

소독 및 감염병학

Disinfection & Infectious Disease

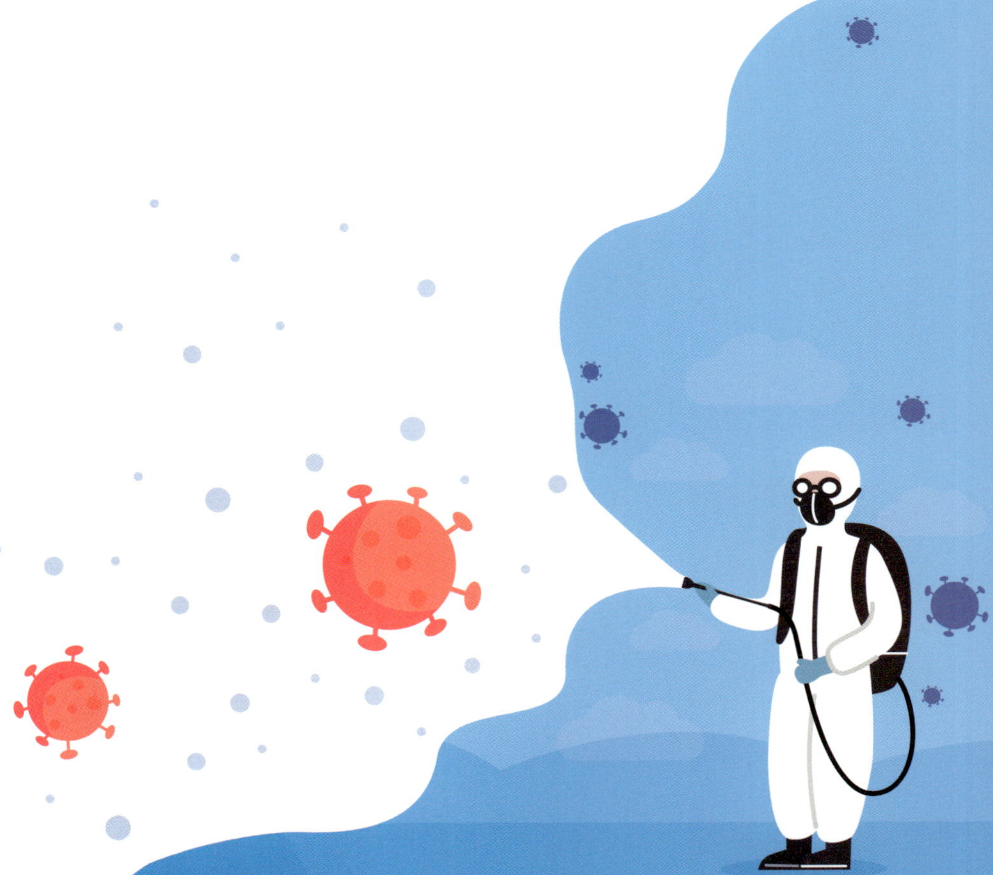

청구문화사

머 리 말

오늘날 사회가 발전함에 따라 전반적인 생활 수준이 향상되어 개인적 미에 대한 관심과 이에 따른 산업이 활발하게 발달하고 있다. 이에 따라 미용 관련 학과가 대학의 정규 교육과정으로 도입이 되었고, 점차 학문적으로 정립되어 가고 있다. 이러한 변화의 선두에 선 현직 교수님들과 관련 단체의 노력은 매우 고무적인 현상이다.

이러한 결과로 많은 수의 미용 관련 종사자가 재교육을 받고 있고, 관련분야에 새로 진출하고자 하는 학생의 수가 증가하고 있어서 보다 체계적인 교육과정을 받은 고급인력이 증가하고 있다. 이러한 현상은 실무현장에서 단순한 기술적인 접근보다 이론이 뒷받침된 체계적인 미용업무가 수행될 수 있다는 뜻이다.

미용 현장은 고객과 시술자의 접촉이 많은 곳이고, 또한 미용이라는 학문 자체가 인체와 관련이 깊기 때문에 고객과 시술자의 건강을 보호하고 감염병의 감염을 예방하는 것이 한층 더 강조되고 있다. 예를 들어 얼마전에 전세계를 공포에 떨게 했던 신종플루(신종 인플루엔자 A)로 인해 우리나라에서도 사회적 이슈가 되었고, 이는 전국민이 손소독에 대한 경각심을 불러일으키게 된 계기가 되었다.

이러한 소독과 감염병에 대한 지식은 미용인의 가장 기초적인 소양이며, 필수적으로 지켜야 하는 기본 요건이다.

이런 실정을 감안하여 저자들은 그간의 강의 경험과 실무 경험, 참고문헌 등을 토대로 본 교재를 편찬하게 되었으며, 이 책의 구성은 다음과 같다.

1장에서 6장까지는 병원미생물에 대한 기본적인 지식과 멸균법, 소독법에 대해 다루었으며, 이에 따른 미용실에서의 소독법과 위생에 대해 설명하였다. 또한 감염과 면역에 대한 이론을 체계적으로 설명하였다.

7장부터 11장까지는 감염병에 대해 설명하였고, 12장에서는 최근 미용 현장에서 많이 사용하고 있는 미용 기기류에 대한 위생 및 소독법에 대해 설명하였다.

원고를 마무리하고 보니 많은 아쉬움과 부족함을 느낀다. 이러한 부분들은 앞으로 여러분들의 지도편달을 받아 수정·보완해 나갈 것을 다짐하며, 이 작은 한 권의 책이 이 분야를 공부하는 학생들과 실무 현장에서 근무하는 미용인들에게 작은 도움이 되었으면 하는 바램이다.

거듭 이 책에 대한 많은 미용 분야에 종사하시는 분들의 아낌없는 지도편달을 부탁드리오며, 본서가 출판되기까지 많은 도움을 주신 분들게 진심으로 감사드리며, 본서의 출판을 맡아 물심양면으로 끝까지 수고해주신 靑丘文化社 李相泰 사장님과 임직원 여러분들께 깊이 감사드린다.

저자 일동

목 차

Chapter 5
미용실에서 소독과 위생의 실제

Chapter 6
감염과 면역

Chapter 7
역학 및 감염병 관리

Chapter 8
호흡기계 감염병

Chapter 9
소화기계 감염병

Chapter 12
미용기기류의 위생 및 소독

Chapter 01

미생물학 개론

Chapter 01

미생물학 개론

학습목표

- 미생물학의 역사를 알아야 한다.
- 미용에서의 미생물의 중요성을 이해해야 한다.

1 인간의 건강

지구상에는 수많은 생명체가 살아가고 있다. 그 중 눈으로 보이지 않아 존재를 알지 못하던 생명체가 무수히 많이 있고, 그중에서도 우리 몸에도 수천억의 미생물이 존재한다는 사실은 놀라운 사실이다.

이렇게 보이지 않는 생물을 흔히 **미생물**이라고 하는데 보통 "0.1㎜ 이하의 크기로 생물로서 최소 생활단위를 영위하는 생물"을 말한다. 이 중 다른 생명체의 질병의 원인이 되는 미생물을 **병원미생물**이라고 한다.

고대에는 질병의 원인을 악령의 저주로 생각하여 치료도 악령을 진정시키거나 축출하면 해결된다고 믿었으며, 점차 종교적 사고가 발달함에 따라 질병을 신의 벌로 여기는 **신벌설**(theurgical theory)을 믿었다. 그 후에는 신벌설과 달리 하늘의 별자리 이동 등으로 전쟁이나 감염병의 유행 등을 점치는 일명 **점성설**(astrology theory)을 믿었다.

또한 고대 그리스의 Hippocrates(B.C. 460~370)는 독기(장기, miasma)가 질병 발생의 원인이라 하며 공기 중의 유해한 인자가 질병 발생과 중요한 관계가 있다고 믿었다. malaria도 mal(나쁜) + aria(공기)가 전파시킨다고 생각했다. 이를 **독기설**(miasma theory)라고 한다.

15세기까지 점성설과 독기설이 질병의 원인으로 인식되었지만, 16세기경부터 인간과 인간이 서로 접촉하기 때문에 질병이 전파된다고 믿는 **접촉전염설**(contagium theory)이 대두되었다. 또한 썩은 고기즙에서 구더기가 발생하는 것을 보고는 모든 생물체는 부패한 유기물에서 자연적으로 발생한다는 자연발생설(spontaneous generation)을 믿었다.

1676년 Antony van Leeuwenhoek가 처음으로 세균(bacteria)을 발견함으로써 미생물이 질병 발생의 원인체라는 사실이 인정되었으며, 이로써 모든 감염병의 발생설은 종지부를 찍게 되었다. Louis Pasteur(1822~1895)의 현미경적 미생물에 관한 논문 발표와, Robert Koch(1843~1910)의 탄저균, 결핵균(*Tubercle bacillus*), 콜레라균(*Vibrio cholera*) 등의 발견으로 **미생물 병인론**(Microorganism theory)이 정설이 되었다.

한편 같은 시대에 영국의 의사 Joseph Lister는 외과수술시 공기에 노출된 조직에 미생물이 감염되어 화농과 패혈증을 일으키는 것으로 간주하고 페놀(석탄산) 소독법을 고안하여 화농과 패혈증을 놀랄만큼 감소시키는데 성공하여 소독법의 창시를 이루어 내었다.

오늘날 삶의 질이 향상되면서 미를 추구하는 산업분야도 눈부신 성장과 발달을 거듭해왔고, 이에 따른 미용 산업 분야에서의 전문미용인력의 수요와 창출은 양적은 물론 질적으로도 커지고 있다. 이러한 급속한 환경의 변화에 미용에서의 위생관리는 필수적이며, 이에 따라 고객과 접점에 있는 미용사 개인은 물론 미용 산업 현장에서의 위생관리가 중요하게 인식되고 있다. 이에 따라, 미용사와 고객들을 보호하기 위해서 소독과 위생처리를 의무적으로 수행하기 위한 「공중위생관리법」 및 「감염병의 예방 및 관리에 관한 법률」등의 법이 제정되었고, 미용인들은 질병의 확산을 어떻게 예방하고, 미용인들의 건강과 고객의 건강을 보호하기 위해서 어떠한 예방조치를 취해야 하는가를 이해해야 한다. 그렇기 때문에 미용인이 미생물과 질병과의 관계를 이해한다면 질병의 예방과 확산 방지에 많은 도움이 될 것이다.

고객과 접촉하는 시간이 많은 미용인들은 병원미생물의 보유자, 또는 매개자가 될 위험성이 높다. 예를 들어 더러운 손과 손톱의 세균이 원인이 되어 접촉성 감염질환, 피부병 그리고 패혈증 등이 발생하기도 하며, 가위, 레이저, 클리퍼, 각종 시술도구, 시술대, 전기 기기, 욕조 등의 비위생적인 관리로 인해 미생물에 의한 감염 질환이 발생할 수 있다.

미용산업 실무현장에서의 각종 감염성 질병의 감염경로는 미용 기기, 재료, 보균자, 건강에 유해한 실내 환경 등 다양하기 때문에 미용사의 개인 위생 뿐만 아니라 고객들의 건강관리와 보호를 위해서도 철저한 위생관리와 청결 및 소독과 멸균에 대한 충분한 지식을 갖추고 **감염병의 예방과 관리**에 최선을 다해야 할 것이다.

2 병원미생물학의 이해

미생물학(microbiology)의 어원은 micro = small ; -bios = living ; -logy = study를 의미하는 합성어로써 육안으로 볼 수 없는 아주 작은 생물체를 연구하는 학문을 의미한다.

미생물(microorganism)이란 약 0.1㎜ 이하의 생물체를 말하며, 이들 미생물은 Haeckel의 3단계 생물분류법 중 원생생물계에 속한다. 이를 다시 하등원생생물인 세균(bacteria), 리케차(rickettsia), 클라미디아(chlamydia), 마이코플라스마(mycoplasma)와 고등원생생물인 진균(fungi), 원충(protozoa), 조류(algae) 그리고 생물과 무생물의 특성을 가진 바이러스(virus)로 나눈다.

미생물학은 연구대상과 목적에 따라 **기초미생물학**(basic microbiology)과 **응용미생물학**(applied microbiology)으로 구분된다. 기초미생물학은 미생물의 생명현상(형태, 생리, 유전)에 관한 기초적 연구를 목적으로 하는 학문이며, 응용미생물학은 인류에 직접적인 도움이 되는 연구분야로서 식품미생물학, 공업미생물학, 환경미생물학, 해양미생물학, 우주미생물학, 의학미생물학(병원미생물학) 등이 있다.

미생물 중에서 극히 일부의 미생물이 사람과 동물에 감염되어 질병을 일으키게 되는데 이러한 미생물을 연구하는 미생물학을 병원미생물학(pathogenic microbiology)이라고 한다(표 1-1).

소독과 감염 예방을 위해서는 병원미생물에 대한 이해가 우선되어야 한다. 이로 인해 실제적으로 소독의 원리나 멸균의 과정, 감염 예방 등을 보다 수월하게 수행할 수 있다.

◆ **표 1-1. 미생물학의 연구분야**

미생물학 (Microbiology)	기초(순수) 미생물학 (basic microbiology)	미생물의 생명 현상연구 (형태 생리 유전)
	응용미생물학 (applied microbiology)	의학 미생물학(medical microbiology) 또는 병원미생물학(pathogenic microbiology) 식품미생물학, 공업미생물학, 환경미생물학, 해양미생물학 토양미생물학

3 병원미생물학의 역사

미생물의 존재를 알기 전부터 인류는 독기설이나 접촉전염설 등에서 알 수 있듯 질병이 사람 사이에서 또는 사람과 동물 사이에서 전염된다고 알고 있었다.

미생물의 존재를 알게 된 것은 현미경의 발명 이후이다. 네덜란드의 레이우엔훅(Antony van Leeuwenhoek, 1632~1723)은 자신이 제작한 현미경을 사용하여 미생물을 발견했다. 그러나 이와 같은 미생물이 질병의 원인이 된다는 것을 증명하여 병원미생물학을 연구하기 시작한 것은 200년이 지나서 프랑스의 파스퇴르(Louis Pasteur, 1822~1895)와 독일의 코흐(Robert Koch, 1843~1910)에 의해 시작되었다. 특히 코흐는 탄저균, 결핵균, 콜레라균 등을 발견하였으며 흔히 '세균학의 아버지'로 평가된다. 또한 현대의 미생물학에서 일상적으로 행해지고 있는 기본적인 기법을 완성했고, 어떤 병균이 특정 질병의 병원체라는 것을 결정하기 위해서는 다음과 같은 4원칙이 성립되어야 한다고 정의하였는데 이를 코흐의 공리(코흐의 가설, Koch's postulates)라고 한다.

(1) 미생물은 어떤 질환을 앓고 있는 모든 생물체에게서 다량 검출되어야 한다.
(2) 미생물은 어떤 질환을 앓고 있는 모든 생물체에게서 순수 분리되어야 하며, 순수 배양(pure culture)이 가능해야 한다.
(3) 배양된 미생물은 건강하고 감염될 수 있는(susceptible) 생물체에게 접종되었을 때 그 질환을 일으켜야 한다.
(4) 배양된 미생물이 접종된 생물체에게서 다시 분리되어야 하며, 그 미생물은 처음 발견한 것과 동일함을 증명해야 한다.

코흐의 공리는 오늘날 모든 병원체에 적용할 수 있는 것이 아니라는 것을 알았지만, 19세기말부터 20세기 초에 걸쳐, 병원미생물의 발견에 큰 영향을 끼쳤다.

바이러스도 거의 같은 시대에 발견되었는데, 1892년 러시아의 미생물학자 이바노프스키(Дми́трий Ивано́вский, 1864~1920)는 담배모자이크병을 일으키는 물질이 세균여과기를 통과할 수 있다는 것을 확인함으로써, 세균보다 훨씬 작은 병원체가 존재한다는 사실을 발견한 것이 시초이다.

이러한 병을 일으키는 미생물의 발견으로 질병의 원인과 감염경로를 알아내었고, 이에 따라 적극적인 대처방안을 찾기 시작했는데 대표적인 방법으로 면역요법, 화학요법이 있다.

면역요법의 대표적인 방법인 예방접종은 영국의 제너(Edward Jenner, 1749~1823)의 우두접종법부터 시작하여 파스퇴르의 탄저병과 광견병의 백신의 개발과, 소아마비, 홍역, 풍진 등의 백신의 개발로 이어졌다.

화학요법은 소독과 의약품 등으로 병원미생물을 없애는 방법이다. 영국의 내과의사인 리스터(Joseph Lister, 1827~1912)는 1867년 외과수술시 페놀(석탄산)을 이용하여 살균소독실험을 소개함으로써 외과수술에 대개혁을 일으켰다.

17세기 후반부터 화학물질로 질병의 치료를 하는 방법이 고안되기 시작되었다. 1900년대초에 에를리히(Paul Ehrlich, 1854~1915)와 하타 사하치로(秦佐八郎, 1873~1938)에 의해 개발된 살바르산(Salvarsan 606)은 세계 최초의 화학요법제이다. 이 약은 매독치료에 획기적인 효과를 발휘하였고 "신비의 총알"(magic bullets)로 알려졌으며 사람에게 무해하나 병원체에 대해 유효하며, 질병의 원인이 되는 병원체를 찾아 죽이기까지 할 수 있었다.

항생제의 개발은 이보다 나중에 시작되었는데, 1929년에는 런던의 병원에 근무하던 스코틀랜드 세균학자 플레밍(Alexander Fleming, 1881~1955)이 포도상구균을 기르던 배지에 푸른곰팡이가 생긴 자리는 포도상구균이 녹아있는 점에 착안하여 페니실린(Penicillin)이라는 항생제를 개발하여 인류의 질병퇴치에 매우 큰 업적을 남겼다.

페니실린은 그 정제과정이 매우 복잡하여 대량 사용은 제2차 세계대전 이후에야 비로소 이루어졌으며, 연이어 새로운 항생물질들이 대량으로 개발되어 감염성 질병의 치료에 유용하게 사용되었다.

그 후로 질병을 치료하는데 쓰이는 새롭고 보다 좋은 항생물질을 개발하기 위한노력은 계속적으로 이루어지고 있다.

감염병 중에서 과거에 다수의 인명을 희생시킨 콜레라, 페스트 등의 감염병은 오늘날 의료기술이 발달된 나라에서는 위생상태의 향상과 면역, 치료요법의 발달로 인해 거의 없어진 상태이다.

그러나 그렇다고 해서 인류에 대한 병원미생물의 위험이 사라진 것은 아니다. 병원성은 낮아졌으나 인류의 주변 환경 속에 존재하는 미생물에 의한 감염병은 여전히 인류의 건강을 위협하고 있고, 레지오넬라증, 중증급성호흡기증후군(SARS), 중증열성혈소판감소증후군(SFTS) 등과 같이 알려지지 않았던 미생물, 변종된 미생물에 의한 질병이 발견되고 있으며, 원인 불명이었던 몇 가지의 질병이 미생물에 의한 것으로 밝혀지기도 했다.

한편, 세계적으로 볼 때 아직도 콜레라, 장티푸스, 이질 등의 감염병이 발생하고 있는 나라가 있는데, 연간 수많은 사람들이 여행이나 업무의 목적으로 이들 나라를 방문하거나 이들 나라에서 사람들이 교류하는 경우가 많아졌다. 이런 사람들이 감염병의 위험에 노출되어 있으므로, 이들 질병이나 그 병원체에 대한 지식 역시 필요하게 되었다.

또한 항생제에 내성이 생긴 미생물이 나타나기 시작하며 내성균의 출현과 확산에 많은 연구가 행해지고 있으며, 미생물 테러 등의 위협 또한 병원미생물에 대한 연구에 보다 많은 관심이 모아지고 있다.

◆ **표 1-2. 병원미생물학의 역사**

년도	공헌자	주요업적
459~377 B.C	Hippocrates	독기설(miasma theory)
384~322 B.C	Aristoteles	악역설(pest theory)
96~55 B.C	Lucreitus	종자설(atomistic seed theory)
1546	Fracastorius	접촉감염설(contagium vivum)
1676	Antony van Leeuwenhoek	단안현미경(one lens)개발 간균, 구균, 나선균 등 미생물을 최초로 관찰
1749	Needham	자연발생설(spontaneous germination)
1729~1799	Lazzara Spallanzani	자연발생설을 과학적으로 부정-생물은 생물로부터 발생(omne vivum ex vivo)입증
1796	Edward Jenner	두창백신 개발
1850	Schroeder & Dusch	솜마개가 미생물오염 방지 시설 발견
1820~1893	John Tyndall	간헐멸균법 개발(tyndallization)

1822~1895	Louis Pasteur	고압증기멸균법, 세균 배양법 개발 저온살균법(pasteruization)개발 광경병 백신 개발 탄저균(*B. anthracis*), 견사병균발견
1843~1910	Robert Koch	세균 염색법, 동물실험법 개발 고형배지 개발 세균 순수 배양법 개발 결핵균(*M. tuberculosis*)발견 콜레라균(*V. cholerae*)발견
1866	Haeckel	원생생물계 주장
1874	Hansen	나균(*M. leprae*)발견
1879	Neisser	임균(*N. gonorrhoeae*)발견
1891	Behring, Fraenkel, Kitasato	항독소 발견
1892	Iwanowski	담배잎 모자이크 바이러스(plant virus)발견
1893	Theobald Smith	절지동물이 미생물을 매개함을 발견
1898	Loeffler & Forsch	구제역 바이러스(animal virus) 발견
1915~1917	Twort & Herelle	박테리오파아지(bacterial virus) 발견
1934	Ruska	전자현미경 개발
1935	Domagk	설파제 개발
1941	Fleming, Florey, Chain	페니실린 발견, 실용화
1947	Tatum & Lederberg	세균유전규명
1970	Term & Baltimore	역전사 효소 발견
1972	G. Edelma	항체의 구조에 관한 연구
1975	H, Temin	RNA 종양바이러스에 의한 RNA의존성 DNA합성 발견(RNA 종양바이러스의 증식)
1976	B. Blumberg	B형 간염 바이러스의 기원 및 전파기전 발견
1977	R. Yalow	방사성 면역분석법의 개발
1978	H.O. Smith	제한효소의 발견
1980	B. Benacerraf	제조합 DNA의 개발 (DNA 염기 서열 결정방법)
1982	A. Klug	바이러스와 핵산단백질 복합체의 구조 규명
1984	C. Milstein	단일 클론 항체를 만드는 기술 개발
1987	S. Tonegawa	항체 다양성의 유전적 원리
1988	G. Hitchins G. Elison	암 유전자 발견 종양 치료제의 개발
1989	J.M. Bishop	촉매성 RNA의 발견

4 피부와 미생물

1. 피부

피부는 사람의 체중의 약 16%를 차지하고 있으며, 크게 표피(epidermis)와 진피(dermis) 2개의 층으로 구성된다. 피부의 면적은 성인의 경우 대략 1.6㎡ 가량이고 이는 출생시의 약 7배에 해당한다.

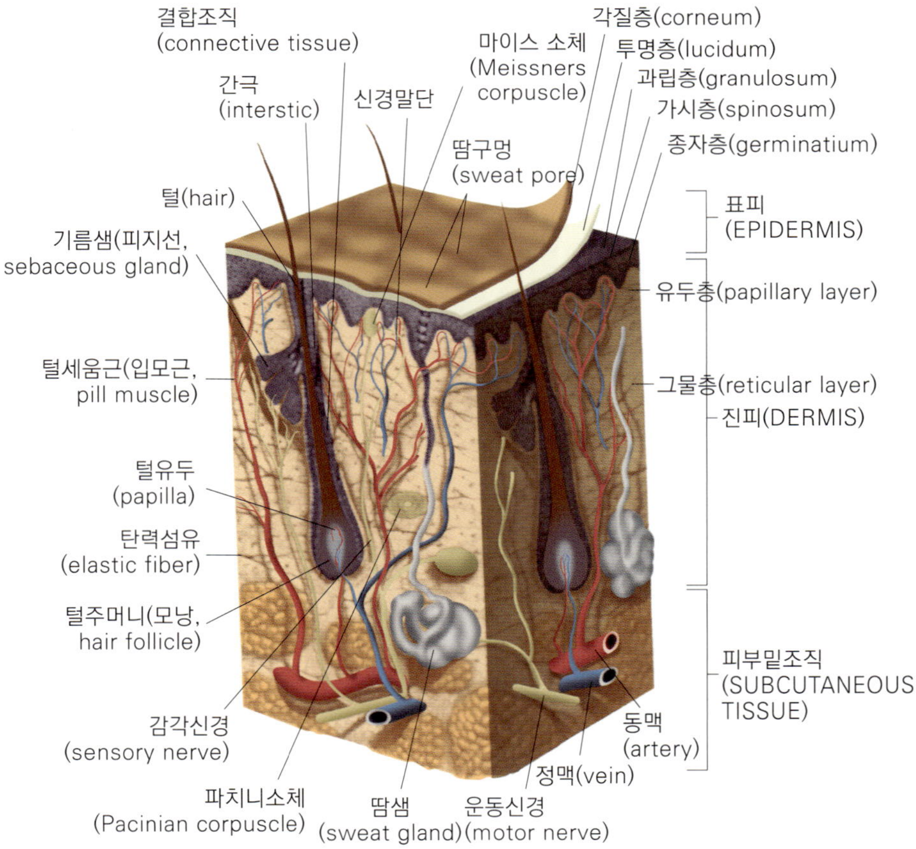

◆ 그림 1-1. 피부의 구조

피부의 두께는 0.5~6㎜로 부위마다 차이가 있으나 대부분 1~2㎜이며, 손바닥과 발바닥은 두껍게 되어있고, 고막이나 눈꺼풀의 경우 가장 얇다. 일반적으로 남성의 피부보다 여성의 피부가 얇고, 얼굴의 피부는 다른 곳에 비해 얇다.

표피(epidermis)는 여러 세포층으로 구성된 조직이다. 두꺼운 피부에서는 0.8~1.4㎜이고, 얇은 피부는 0.1~0.2㎜이다. 이 표피는 상피조직이므로 혈관이 분포되어 있지 않다. 표피를 이루는 상피세포들은 아래쪽의 세포들이 분열하여 점차 표면으로 밀려나가면서 섬유성 단백질인 각질(keratin)을 생산하여 축적하여 각질층을 이루고 노후된 각질은 떨어져 나간다. 표피에는 상피세포 외에 피부를 자외선으로부터 보호해주는 멜라닌색소를 형성하는 멜라닌세포가 있고 감각 수용기인 촉각세포 등이 있다.

진피(dermis)는 표피보다 훨씬 더 두꺼우며, 신경, 혈관, 림프관 외에 피부부속물인 땀샘, 모낭, 피지선 등이 들어있다.

2. 피부의 정상균무리(Normal flora of the skin)

정상균무리는 건강한 사람의 피부와 점막에 상주하는 미생물 집단을 말한다. 사람의 정상균무리는 신체부위에 따라, 또 나이에 따라 대체적으로 정해져 있지만, 섭취하는 음식, 호르몬 상태, 건강 상태, 위생 상태, 항생제 등의 약물 사용으로 인해 변화한다.

이러한 정상균무리는 사람과 대부분 공생하는 관계에 있으며, 특히 피부나 점막에 있는 정상균무리는 병원미생물의 침입으로부터 사람을 보호하는 역할을 한다. 이는 정상균무리가 병원균과 성장에 필요한 영양분에 대해 경쟁관계에 있거나 병원균에 대한 항균물질 등을 생산 배출함으로써 병원균의 성장을 억제하기 때문이다.

그러나 이러한 정상균무리도 상처를 통해 체내에 감염이 되면 질병을 일으키는 원인이 될 수 있다. 박테로이드에 의한 복막염, 골반염 및 패혈증, 유산균이나 뮤탄스균에 의해 발생되는 치아우식증과 치주염이 그 예이다.

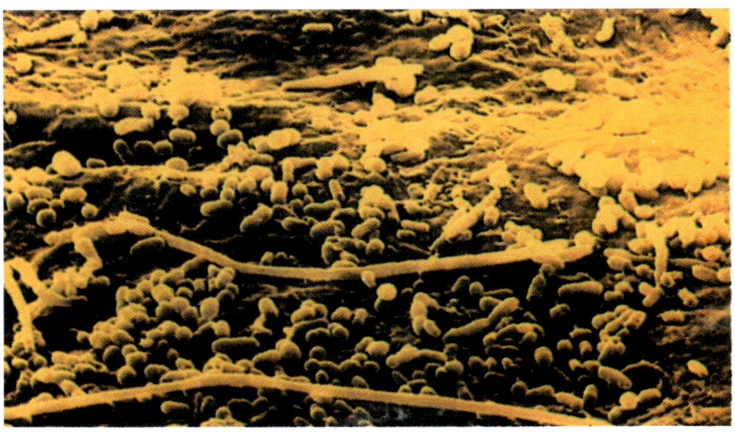

◆ 그림 1-2. 피부표면의 정상균무리, 전자현미경사진(5000×)

Chapter 02

병원미생물의 분류와 특성

개요
세균
균류(Fungi)
원생동물(Protozoa)
바이러스(Virus)
리케차(Rickettsia)
클라미디아속(Chlamydia)

Chapter 02

병원미생물의 분류와 특성

학습목표

- 병원미생물의 종류를 알아야 한다.
- 병원미생물의 형태와 구조를 이해해야 한다.

1 개요

병원미생물은 우리의 환경내에서 거의 모든 곳 즉, 피부, 물, 공기, 부패한 물질, 분비물 속, 의복 그리고 손톱 속에 존재할 수 있다. 소독과 멸균 및 병원미생물 감염에 의한 질병을 이해하기 위해서는 병원미생물의 구조와 생리에 대한 기초 지식이 필요하다.

현미경의 발달로 인해 발견된 미생물은 모든 생물을 **동물계**와 **식물계**로 분류하던 이전까지의 분류법으로는 분류할 수 없었다. 그래서 1866년 **헤켈**(Haekel, E. H.)은 미생물을 동물계와 식물계에서 분리하여 **원생생물계**로 나누었다. 이 후 분자생물학, 유전학, 생화학의 발달로 여러 생물군의 존재가 밝혀져서 보다 생물의 분류는 세분화 되었다.

현재 생물은 워즈(Woese, C)의 **3역 6계**의 분류체계로 분류한다. 3역 6계 분류는 세균역(Bacteria), 고세균역(Archaea), 진핵생물역(Eukarya)의 3역과 진정세균계(Eubacteria), 고세균계(Archaeabacteria), 원생생물계(Protista), 균계(Fungi), 식물계(Plantae), 동물계(Animalia)의 6계로 분류한다.

◆ 표 2-1. 3역 6계 생물 분류법

역	세균역	고세균역	진핵생물역			
계	진정세균계	고세균계	원생생물계	균계	식물계	동물계

모든 생물의 세포는 크게 **원핵세포**(prokaryotic cell)와 **진핵세포**(eukaryotic cell)로 구분된다. 진핵세포는 고등동식물의 세포 형태이며, 원핵세포에 비해 크기가 크고 염색체(DNA)가 이중 구조의 핵막으로 싸여 핵을 구성한다. 반면에 **원핵세포**는 염색체(DNA)가 핵막에 싸여있지 않고 세포질 내에 산재되어있다.

이러한 원핵세포와 진핵세포 사이의 차이점은 세균성 감염치료에 쓰이는 항생제의 원리에 사용된다. 원핵세포를 가지고 있는 미생물은 **세균**이므로 세균 내의 원핵세포에 선택적으로 독성을 나타내는 것이 항생제이다. 그러나 병원미생물 중 균류와 원생생물에게는 항생제 치료가 매우 어려운데, 이들의 세포는 진핵세포로 구성되어 있는 진핵생물역이기 때문이다.

바이러스는 숙주의 세포 밖에서는 증식능력이 없고 오로지 살아 있는 숙주 세포 안에서만 증식할 수 있기 때문에 원핵세포나 진핵세포의 범주에는 포함하지 않는다.

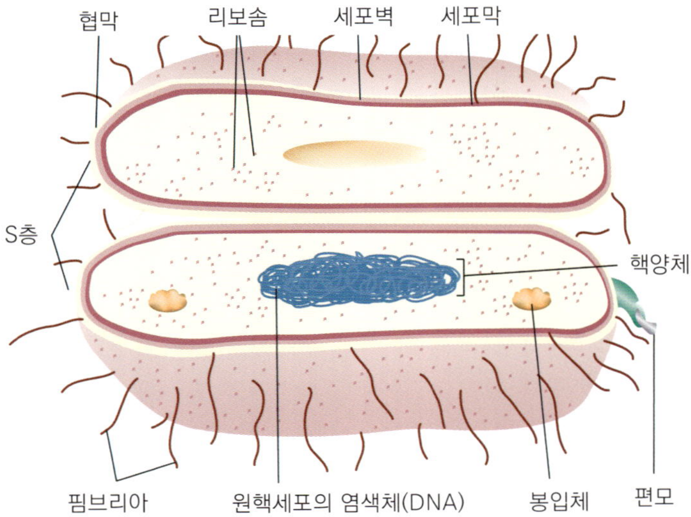

〈원핵세포〉

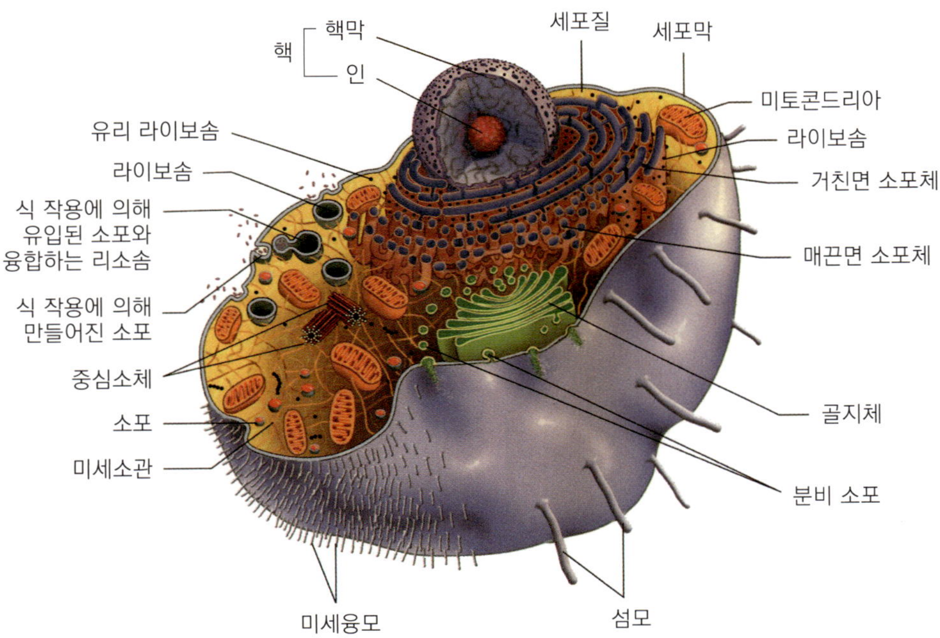

〈진핵세포〉

◆ **그림 2-1. 원핵세포와 진핵세포의 구조비교**

2 세균

1. 세균의 일반적인 특성

일반적인 세균의 폭은 0.2~10㎛, 보통은 0.5~2㎛이다. 보통 세균은 단세포이며, 2분열법으로 증식한다. 보통 엽록소가 없기 때문에 광합성으로 영양분을 얻을 수 없어서 땅속, 물속, 공기속, 사람의 몸속 등 영양분이 있는 곳에 기생하는 특징이 있다.

세균은 형태에 따라 크게 둥근 공 모양의 구균(알균, coccus), 긴 막대 모양의 간균(막대균, balderi), 나사 모양의 나선균(spirilla)으로 구분한다.

구균은 특정한 배열없이 각기 흩어져있는 단구균(monococcus), 짝을 이루는 쌍구균(diplococci), 4개, 8개씩 붙어서 대칭을 이루는 사련구균(tetrad), 팔련구균(sarcina)이 있다. 또한 여러 세균이 사슬 모양으로 늘어선 연쇄상구균(streptococci), 불규칙한 모양의 덩어리로 포도송이처럼 뭉쳐있는 포도상구균(staphylococci) 등이 있다. 간균은 대개 홀로 존재하나 가끔 사슬처럼 일렬로 배열하고 있는 연쇄상간균이 있다. 그 외 간균의 형태로는 방추간균, 콤마간균등이 있다.

세균의 분류는 기본적으로 이런 모양에 따른 분류에 염색상에 따른 분류가 있다. 흔히 사용되는 그람염색법에 의해 세균은 그람양성균, 그람음성균으로 구분된다.

2. 세균의 구조

세균은 단세포 생물로 식물세포와 같이 견고한 세포벽을 가지고 있지만 식물세포와 달리 엽록소를 갖고 있지 않다. 세포 내에는 생명유지에 필요한 간단한 구조를 갖고 있다. 그 각각의 기능과 구조는 다음과 같다.

1) 세포질막(cytoplasmic membrane)

세포의 경계선인 세포질 막은 선택적 투과성을 가진다. 다시 말해 세포질 막을 통과하는 분자의 운동을 선택적으로 제한한다. 물과 같은 작은 분자는 세포질 막을 매우 빠르게 통과하지만 포도당 같은 중간 크기의 분자의 이동은 제한적이며 섬유소 같은 매우 큰 분자는 세포질 막을 통과할 수 없다.

2) 세포벽(cell wall)

대부분의 세균은 세포 외측에 세포벽을 가지고 있다. 세포벽은 주로 펩티도글리칸층으로 구성되어 있으며, 세포의 모양을 유지하고 삼투압으로부터 세포를 방어한다.

그람양성균은 주로 펩티도글리칸으로 구성되며, 그람음성균은 펩티도글리칸 외에 외막, 세포질막 주위공간 등 복잡한 구조를 가진다.

◆표 2-2. 그람양성세균과 그람음성세균의 세포벽 성분의 비교

성 분	그람양성세균	그람음성세균
세포질막	약 8㎚	약 8㎚
펩티도클리칸층	두껍다(15~80㎚)	얇다(2㎚)
외막	없다(단백질)	있다(지방다당체성분)
협막	있다	있다
세포막간 공간	없다	있다

3) 협막, 당질층 및 점액층

대부분의 세균의 경우 세균의 가장 바깥층에 젤라틴과 유사한 구조물이 생성된다. 이를 점액층이라 한다.

일부 세균에서는 이런 구조물이 정렬된 형태의 막구조를 형성하는데 이를 협막이라고 한다. 이 협막은 주로 다당류로 구성되어 있고, 포식작용에 대해 저항작용을 하여 세균의 병원성을 증가시키는 데 중요한 역할을 한다.

섬유질과 비슷한 구조의 다당류로 구성된 물질이 세균 바깥층에 붙어있는 구조물이 있는데 이를 당질층이라고 한다. 이는 주로 세균이 고형 표면이나 숙주에 부착하여 증식하는데 쓰인다

4) 섬모(pilus, fimbria)

섬모는 주로 그람음성균에서 볼 수 있는 표면에 나타나는 가는 섬유상 구조물이다. 편모와 다르게 운동기관이 아니며 가늘고 수가 많다.

섬모는 기능면에서 2개로 나눌 수 있다. 하나는 숙주에 세균이 침투할 때 세포나 조직표면에 부착하는 데 사용되는데 쓰이는 섬모이고, 일반적으로 부착 선모, 체선모 등으로 부른다. 또 하나는 세균의 유전물질인 DNA의 전달에 관여하는 섬모로 성섬모(sex pili)라고 한다. 최근에는 전자를 핌브리에(fimbria), 후자를 성섬모(sex pili)라고 부르고 있다.

5) 편모(flagellum)

편모는 세균의 운동기관이며, 주화성에 필요한 구조물이다. 세균은 이 편모를 빠르게 회전시켜서 이동을 한다. 세균의 편모 수와 부착된 위치에 따라 세균을 분류한다.

◆ 표 2-3. 편모의 위치와 종류

명 명	편모의 배열	주요세균
무모균 (atrichous)	편모가 없음	*Shigella* 구균
단모균 (monotrichous)	끝부분에 하나의 편모	*Vibrio* 콜레라균
양모균 (amphitrichous)	양끝부분에 하나 또는 그 이상의 편모	*Pseudomonas*
총모균 (lophotrichous)	한쪽 또는 양쪽에 둘 또는 그 이상의 편모	*Spirillum*
주모균 (peritrichous)	세포 전체를 둘러싸는 편모	대장균 *Salmonella*

6) 핵상물질(nucleoids)

대부분의 세균은 세포의 잠재적인 구조와 기능을 구분하는 유전자 정보가 들어있는 염색체가 진핵세포와 달리 세포질 내에 들어있다. 세균의 염색체가 들어있는 부분을 핵상물질이라고 하며, 이 곳에 1개의 DNA 이중 나선 거대분자로 존재한다.

일부 세균은 염색체 이외에 plasmid라는 DNA 분자가 세포질에 들어있지 않는 경우가 있다. 이 plasmid는 주염색체와 연결되어 있지 않고 증식에 필요한 정보도 가지고 있지 않지만 항생제에 대한 내성 및 세균 간의 유전정보 교환에 큰 역할을 한다.

7) 아포(포자, spore)

일부 특정한 세균의 체내에 형성되는 원형 또는 타원형의 특수한 구조이다. 그 크기나 균체내의 위치는 균종에 따라 다르다. 포자(胞子)라고도 한다.

아포의 내부는 수분이 적고 외부는 두꺼운 껍질로 덮여 있으므로 건조, 열, 소독약 등에 대하여 대단히 저항력이 강하다.

세균의 증식에 유리한 환경이 되면 다시 발아하여 정상적으로 증식한다. 아포의 멸균은 121℃에서 15분간 고압증기멸균(autoclaving)해야 사멸된다. chlorhexidine이나 역성비누 등 일상 사용하는 소독약은 효력이 없다.

아포를 형성하는 균에는 **탄저균**(*Bacillus anthracis*)과 혐기성균인 *Clostridium*균속의 **파상풍균**, 리켓치아균속인 *Coxiella*, 그람양성균인 *Sporosarcina*, **보툴리누스균**(*C. botulium*), 클로스트리듐퍼프린젠스(*C. perfringens*) 등이 있다.

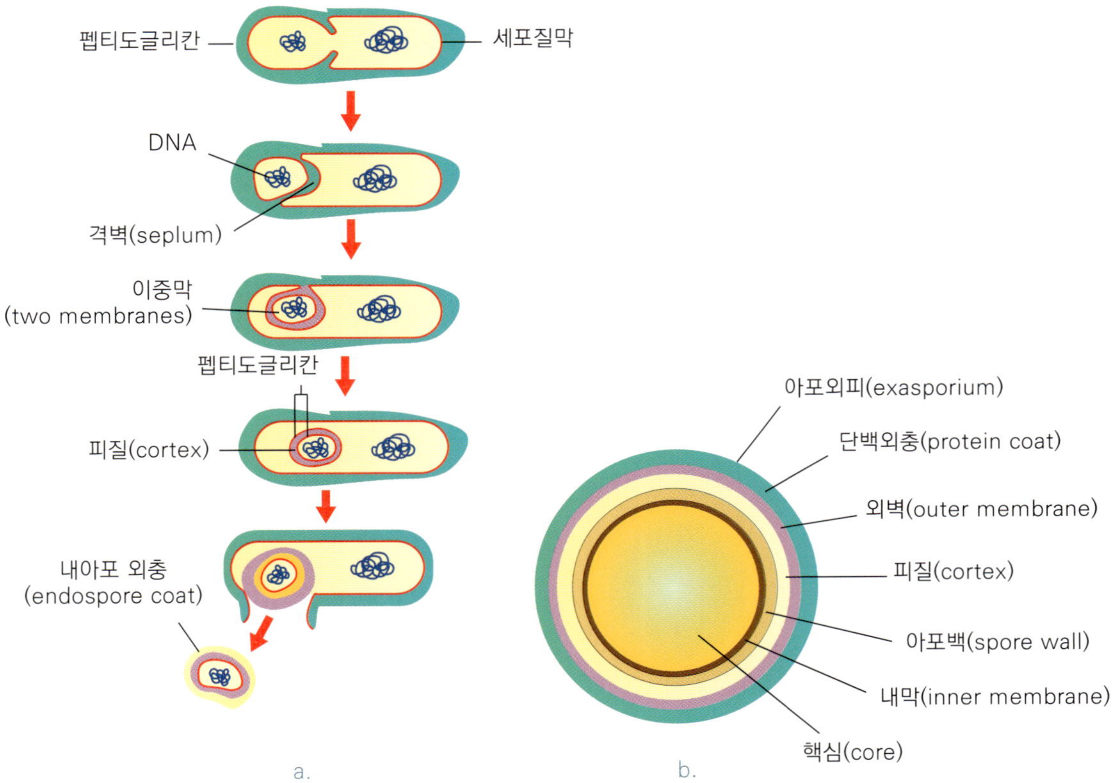

a. b.

◆ **그림 2-2. 아포(spore)의 형성 및 발아과정**

a. 아포의 형성과정 b. 아포의 구조

3 균류(Fungi)

균류(진균)는 진핵생물이면서 광합성으로 양분을 얻을 수 있는엽록소를 가지고 있지 않아서 유기물을 이용해 살아가는 종속영양생물이다. 생식세포로는 포자를 사용한다.

균류는 부패와 독소에 의한 피해를 입히고, 병원성을 가지고 있는 것이 있지만, 각종 식품이나 의약품을 제조하는데 이용하기도 하고 원소의 재순환에 기여하는 등 이로운 측면도 많다.

현재 지구상에 서식하는 균류는 10만종 이상으로 추정하고 있지만 이 중 병원성을 가진 것은 대략 150여종 정도이다. 이중에서도 사람에게 병원성을 가지는 진균은 대략 10여 종이다.

◆ 표 2-4. 균류 감염 질병의 분류

질병분류	질병명	원인균
표재성 감염	Pityriasis versicolor	*Malassezia furfur, Trichosporum*
	Piedra	*beigelii* *Piedraia hortae*
피부감염	Ringworm of scalp, glabrous skin nail	*Epidermophyton sp.,* *Microsporum sp.,* *Trichophyton sp.*
	Candidiasis	*Candida albicans* 등
피하감염	Chromoblastomycosis	*Fonsecaea pedrosoi* 등
	Mycotic Mycetoma	*Pseudallescheria boydii,* *Madurella mycetomatis*
	Entomophthoromycosis	*Basidiobolus ranarum,* *Conidiobolus coronatus*
	Rhinosporidiosis	*Rhinosporidium seeberi*
	Lobomycosis	*Loboa loboi*
	Sporotrichosis	*Sporothrix schenckii*
전신감염		
전신성감염	Histoplasmosis Blastomycosis Paracoccioidomycosis Coccidioidomycosis	*Histoplasma capsulatum* *Blastomyces dermatitidis* *Paracoccidioides bransiliensis* *Coccidioides immitis*
기회성감염	Cryptococcosis Aspergillosis Mucormycosis Candidiasis (sytemic) Pneumocystis carinii pneumonia	*Cryptococcus neoformans* *Aspergillus fumigatus* 등 *Mucor sp., Absidia sp.,* *Rhizopus sp.,* *Candida albicans* 등 *Pneumocystis carinii*
기타 희귀진균증	Phaeohyphomycosis Hyalohyphomycosis Basidiomycosis	*Wangiella dermatitidis,* *Phialophora sp.* 등 *Schizophyllum commune*

4 원생동물(Protozoa)

원생동물은 약 6만 5천종 이상이 존재하는 것으로 알려졌는데 단세포성 비광합성 미생물이다. 진균과 같은 진핵생물이지만 세포벽이 없는 것이 진균과 다르며 동물세포의 성격을 갖는다.

주로 운동방법에 따라 4가지로 분류한다.

1. 근족충류(rhizopoda)

위족(pseudopodium)을 이용하여 운동과 영양을 섭취하며, 대표적으로 아메바(*amoeba*)류가 있으며, 병원성이 있는 것으로 이질아메바가 있다.

2. 편모충류(mastigophora)

하나 또는 여러 개의 편모로 운동한다. 병원성이 있는 것으로는 *Trichomonas*, *Trypanozoma*, *Leishmania* 등이 있다.

3. 섬모충류(ciliata)

세포 표면에 많이 난 섬모로 운동한다. 짚신벌레(*Paramecium*)가 유명하나, 병원성이 있는 것으로는 *Balantidium coli*(간혹 이질과 같은 질환을 일으킴)가 있다.

4. 포자충류(sporozoa)

복잡한 생활양식을 가지며 대부분의 경우 비운동성이고 곤충이나 사람과 같은 2종의 숙주를 필요로 한다. *Plasmodium*(말라리아원충), *Toxoplasma*(톡소플라스마) 등이 있다.

5 바이러스(Virus)

1. 바이러스의 일반적인 특성

바이러스는 세포구조를 가진 생물이 아닌 핵산으로서 DNA와 RNA 중 하나만을 가진 특별한 형태의 생물이다. 크기는 20~400㎚이며, 일반 광학현미경으로는 관찰할 수 없으며, 전자현미경으로 관찰할 수 있다. 바이러스는 살아있는 세포내에서만 증식할 수 있다. 따라서 증식에 필요한 에너지원이나 단백질 합성기구를 가지고 있지 않으며, 기생하는 세포 내에서 핵산을 이분법으로 증식하지 않고 가지고 있는 핵산(DNA나 RNA)를 복제하여 증식한다. 이 증식의 과정을 **감염**이라고 한다.

바이러스에 감염된 세포는 크게 두가지 형태로 경과를 보인다. 하나는 바이러스가 증식하여 세포의 변성을 일으켜서 세포가 제기능을 하지 못해 죽는 경우이다. 대부분의 바이러스가 이런 경과를 보인다. 또 하나는 바이러스에 감염된 세포가 무질서한 증식을 하는 경우인데, 흔히 암(癌)이 이런 경과를 거쳐서 나타난다. 인유두종 바이러스에 의해 발병하는 자궁경부암이 그 예이다.

2. 바이러스의 형태

바이러스의 기본 구조는 DNA 또는 RNA 중 한 종류인 핵산과 그것을 감싸고 있는 단백질 껍질(캡시드)로 되어 있다. 이것을 통틀어 뉴클레오캡시드라고 한다. 이 뉴클레오캡시드의 형태학적인 배열을 기초로 바이러스의 모양을 구분한다. 보통 입방대칭형, 나선대칭형, 일정한 대칭 구조가 없는 복잡한 구조로 나뉜다.

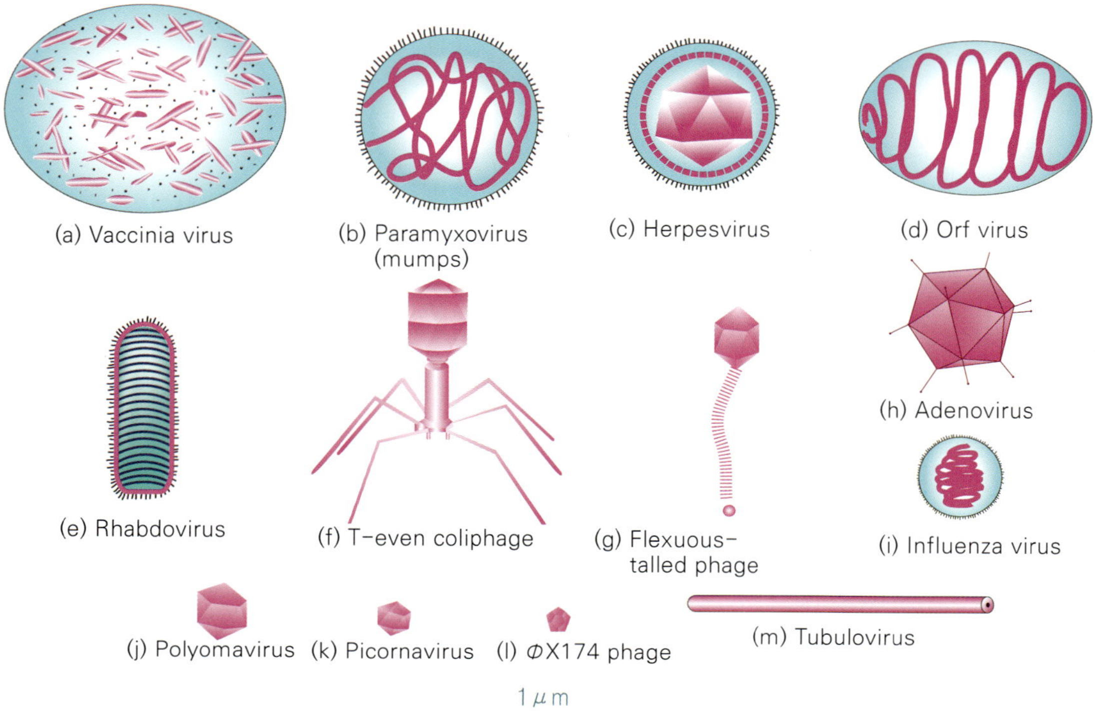

◆ 그림 2-3. 바이러스의 형태

3. 바이러스의 분류

바이러스는 여러 기준으로 분류를 하는데 감염되는 숙주에 따라서 식물 바이러스, 동물 바이러스, 세균 바이러스(박테리오파지)로 크게 나눈다. 그러나 증식의 기본은 핵산에 있으므로 핵산의 종류에 따라 분류한다. DNA와 RNA 2종류의 핵산 중에서 어느 것을 가졌는가에 따라 DNA바이러스와 RNA바이러스 로 나눈다. 대표적으로 천연두나 수두를 일으키는 바이러스는 DNA바이러스이고 유행성 이하선염, 홍역, 광견병, 소아마비, 일본뇌염 등을 일으키는 바이러스는 RNA바이러스이다.

◆ **표 2-5. 바이러스 종류와 인체감염질환**

종류	바이러스	인체 감염 질환
RNA 바이러스	Poliovirus	소아마비, 감기
	Encephalitis virus	뇌염
	Rubella virus	풍진
	Yellow fever virus	황열
	Measles virus	홍역
	Mumps virus	유행성이하선염
	Rabies virus	광견병
	Influenza virus	인플루엔자
	Reovirus, Rotavirus	호흡기와 위장감염증
	HIV(human immunodeficiency virus)	AIDS
	Leukemia virus	백혈병, 종양
	Corona virus	SARS, 호흡기 감염
	Hantan virus	유행성출혈열
DNA 바이러스	Adenovirus	호흡기 감염, 결막염
	Herpes simplex virus	단순포진(구강, 생식기)
	Varicella-zoster virus	수두, 대상포진, 단핵구증
	Smallpox virus	천연두
	Vaccinia virus	우두
	Papilloma virus	사마귀, 자궁경부암
	Norwalk virus (Norovirus)	식중독, 위장염
	Hepatitis virus	간염

6 리케차(Rickettsia)

리케차는 세균보다 크기가 작은 단백세균에 속하는 미생물의 다양한 종으로, 바이러스처럼 살아있는 세포 밖에서는 증식하지 못한다. 크기는 대략 0.3~0.7㎛에서 1.0~2.0㎛로 가장 큰 리케차가 가장 작은 세균과 비슷한 크기이다.

리케차는 일부 곤충이나 진드기와 같은 절지동물의 세포 내에 사는데, 주로 사람이 절지동물에게 물려 감염되어 질병을 일으킨다. 예를 들면 홍반열 리케차(*Rickettsia rickettsii*)는 진드기에 의해 옮겨지고 로키산열(Rocky mountain spotted fever)을 유발시킨다.

사람에게 발병하는 대표적인 리케차성 질병은 유행성 발진티푸스, 로키산열, 쯔쯔가무시병, 발진열, Q열, 참호열 등이 있다.

7 클라미디아속(Chlamydia)

클라미디아속(Chlamydia)은 독립적으로 증식하지 못하여 세균으로 분류하지 않는다. 이전에는 바이러스로 취급되었다. 그러나 바이러스와 달리 2종류의 핵산과 효소가 있으며 핵산은 자체적으로 합성하지만 에너지원은 숙주에 의존하는 형태의 미생물이다. 클라미디아속에는 2가지의 종이 있는데, 트라코마클라미디아와 앵무병클라미디아이다. 트라코마클라미디아는 인체의 호흡기계와 비뇨생식기계의 질병, 결막염을 유발하고, 앵무병클라미디아는 조류에게 호흡기 질환을 유발하는데 앵무새병이 그 예이다.

Chapter 03

미생물의 증식

Chapter 03

미생물의 증식

학습목표

- 미생물의 증식 과정을 알아야 한다.
- 미생물 증식에 영향을 미치는 인자들을 알아야 한다.

1 세균의 증식

세균의 성장이란 세균의 수가 증가함을 가르킨다. 세균의 증식은 주어진 환경조건에서 생명유지에 필요한 여러가지 영양소를 이용, 세균의 구성성분의 양적 증가와 구조 및 크기의 증가를 말한다. 세균 세포가 증식하게 되면 곧 분열이 일어나서 수가 증가하는데, 세균은 보통 이분법(binary fission)에 의해 증식한다.

세균의 증식에 영향을 주는 요소는 크게 화학적 요소, 물리적 요소로 나눌 수 있는데, 화학적 요소는 세균이 생명유지에 필요로 하는 영양소가 해당되고 물리적 요소는 세균의 환경인자가 해당된다. 즉, 화학적 요소에는 탄소원(C), 산소원(O), 수소원(H), 질소원(N), 황원(S), 인원(P) 등이 있으며, 물리적 요소는 온도, pH, 산소, 삼투압, 빛, 수분, 이산화탄소 등이 있다. 이에 따라 세균을 분류한다.

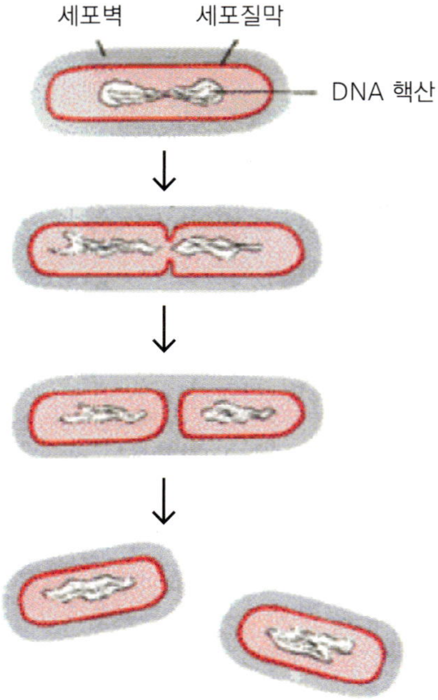

1) 핵물질이 신장되어 둘로 나뉜다.

2) 세포벽은 양쪽 핵산 사이의 안쪽으로 함몰된다.

3) 두세포 사이에 교차벽을 형성한다.

4) 세균이 두개로 완전히 분리된다.

◆ 그림 3-1. 세균의 이분법 증식

2 세균의 생장곡선(growth curve)

세균은 이분법에 의해 증식하므로, 증식 시 세균 세포 수는 증식 전의 두배가 된다. 이론적으로 세균증식기간 동안에 세균의 개체 수는 계속적으로 2의 거듭제곱(2^n)으로 증식한다.

세균의 세대시간(generation time)은 일반적으로 세균의 개체수가 두배가 될 때까지의 시간을 말한다. 세대시간은 균종에 따라 다르며 대장균과 같은 세균은 임의의 조건하에서 20분이라는 아주 짧은 세대시간을 가질 수 있다. 증식시간이 20분인 세균은 한 개의 세포가 3시간 18분 만에 1,000개의 개체로 증식할 것이고 6시간 36분 만에 1,000,000개의 개체로 증식이 가능하다.

그러나 세균은 이렇게 기하급수적으로 증식하다가 환경 저항에 따라 한계를 보이게 되므로 보통 S자 모양의 시그모이드 곡선으로 그려진다.

세균의 정상적인 생장곡선은 유도기, 대수(지수)증식기, 정지기, 감퇴기의 4단계로 나뉘어진다.

◆ **표 3-1. 최적발육온도에서 세균의 세대시간**

세균명	지적온도(℃)	세대시간(min)
대장균(Escherichia coli)	37	20
고초균(Bacillus coli)	37	27
포도상구균(Staphylococcus aureus)	37	28
연쇄상구균(Streptococcus lactis)	37	30
유산균(Lactobacillus acidophilus)	37	75
비브리오균(Vibrio marinus)	15	80
결핵균(Mycobacterium tuberculosis)	37	360
매독균(Treponema pallidum)	37	1980

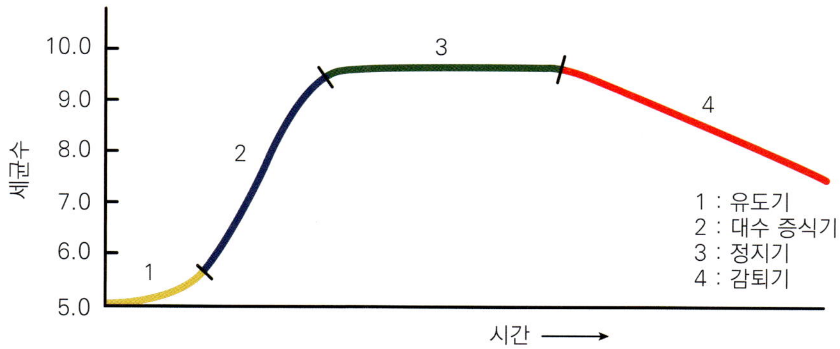

◆ 그림 3-2. 세균의 생장곡선

1. 유도기(lag phase)

세균이 새로운 환경에서 적응하며, DNA와 세포분열에 필요한 여러가지 효소들을 합성하면서 생장을 위한 준비를 하는 시기이다. 이 시기에는 실질적인 수의 증가 없이 세균의 대사량만 증가한다.

2. 대수 증식기(지수 증식기, log phase)

세균은 유전적인 특성과 생장 조건 하에서 분열 가능한 최고의 속도로 성장, 분열하는 시기를 대수 증식기(log phase) 혹은 지수 증식기(expoenetial phase)라고 한다. 일반으로 대수 증식기에서의 평균분열시간을 세대시간이라고 한다. 대수 증식기에서는 세대시간이 같고 세균수가 대수적으로 증가한다.

3. 정지기(stationary phase)

세균이 분열증식은 계속하지만 영양소의 감소와 균의 증식에 장애가 되는 대사산물의 축적에 의하여 균의 증식이 완만하게 되어 정지상태로 되는데, 이를 정지기라고 한다. 이 시기엔 세균수의 순수한 증가는 없게 된다. 정체기 동안에 생장세균수와 사멸 세균수는 정확히 같다.

정체기의 시간은 균종에 따라 다양하며 어떤 세균은 매우 긴 정체기를 나타낸다. 영양물질의 고갈이나 대사산물의 축적으로 분해가 우수해지면 감퇴기로 접어든다.

4. 감퇴기(death phase)

영양의 감소와 pH의 저하로 대수적 생장 단계와 같이 지수적으로 생균수가 감소한다. 사멸곡선은 거의 일직선이 된다.

3 세균의 증식 환경인자

세균의 증식은 분자의 합성과 에너지의 생산이라고 할 수 있다. 즉 개체가 늘어남에 따라 각 세균의 구조성분 분자를 만드는 과정이며, 분해는 세균의 기질을 분해하여 합성에 필요한 에너지를 얻는 과정이다. 이를 위해서는 적정한 환경이 조성되어야 하는데 그 환경은 세균에 따라 다르다.

미생물의 증식과 사멸에서 어떤 환경조건은 급속한 미생물의 증식을 돕는가 하면 다른 것은 미생물 증식을 방해하는 등 다수의 환경요소에 의해 매우 큰 영향을 받는다. 모든 미생물들이 똑같은 조건하에서 생장할 수 없다. 각각의 미생물들은 특정한 환경요소에 대한 특정한 내성범위를 가지고 있다. 주어진 미생물이 증식할 수 있는 환경조건의 범위 밖에서는 상대적으로 정지 상태로 있거나 생존할 가능성이 없다.

1. 온도(temperature)

일반적으로 세균은 광범위한 온도조건 하에서 생존할 수 있다. 각 세균의 발육온도에는 최저발육온도, 최적발육온도, 최고발육온도가 있다. 이 중 세균은 최적온도에서 증식이 가장 잘 되며, 최고 발육온도 이상이 되면 대사 효소계의 불활성화를 초래하여 사멸한다. 증식에 필요한 온도 환경은 세균의 종류에 따라 거의 일정한 범위 내에 속한다. 세균의 증식가능한 온도 범위에 따라 크게 세가지 군으로 분류할 수 있다(그림 3-3, 3-4).

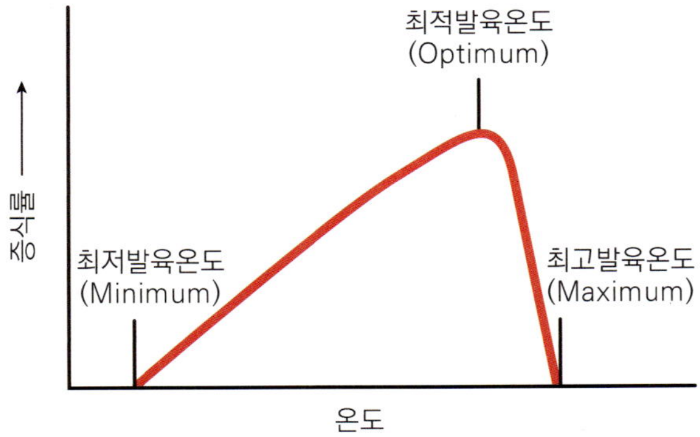

◆ 그림 3-3. 미생물의 발육온도범위

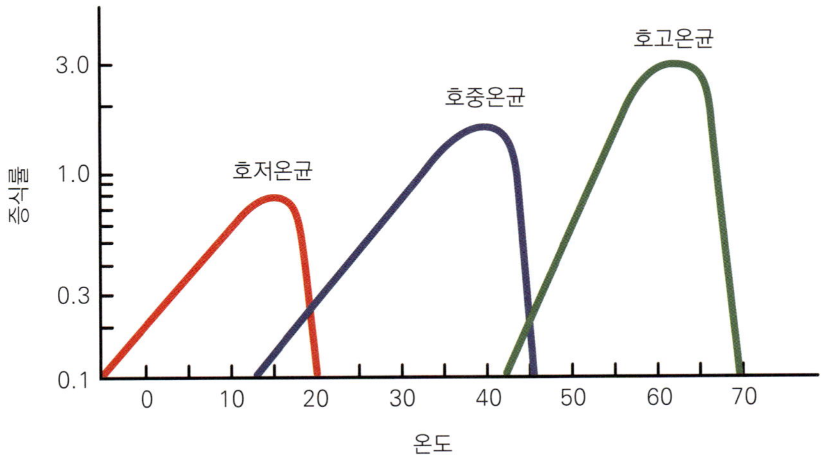

◆ 그림 3-4. 발육온도에 따른 세균의 분류

1) 호저온성세균 또는 저온균(psychrophile)

호저온성세균은 10℃~20℃에서 최적온도를 가지며, 약 25℃ 정도의 온도에서 비활성화되는 효소를 가지고 있다. 어떤 호저온성 미생물은 0℃ 이하에서도 증식할 수 있다. 호저온성 미생물은 일반적으로 바다 밑 환경에서 발견되며 형관균등이 이에 속한다. 그 특성상 가정용 냉장고에서 자랄 수 있다 (예 : *Listeria*).

2) 중온성 세균(mesophile)

중온성 세균은 20℃~40℃ 사이의 온도에서 최적온도를 갖는다. 다수의 중온성 세균은 인간의 체온과 같은 약 37℃에서 최적 온도를 나타낸다. 대장균과 같은 인체에 상재하는 미생물의 대부분이 중온성 세균이다. 특히 병원성 미생물의 대부분이 중온성 세균이기 때문에 사람과 동물 내에서 급속히 성장할 수 있다 (예 : 장티푸스균, 이질균).

3) 호열성 또는 고온균(thermophile)

호열성 세균의 증식 가능 온도는 25℃~80℃이며, 55℃~60℃에서 최적온도를 가진다. 토양 미생물의 일부, 온천균 등이 호열성 세균에 속한다. 일반적인 살균 온도로 사멸하지 않는다. 병원성 세균에 호열성 세균은 없다.

2. 산소(oxygen)

세균의 산소 요구도에 따라 크게 혐기성, 호기성 세균으로 나뉜다. 호기성 세균은 산소가 있어야 증식하는 세균이고, 혐기성 세균은 산소가 없는 환경에서만 증식하는 세균이다. 그리고 이 두 성질의 중간적인 성질을 보이는 세균도 있는데, 조건무산소성균은 산소를 사용하기도 하며 산소가 없을 시 발효기전을 사용하기도 한다. 일부 세균은 산소가 있는 환경에서 잘 성장함에도 항상 발효기전으로 에너지를 생산한다.

미생물의 산소 필요량과 내성에 근거하여 다음과 같이 산소성균(aerobe), 무산소성균(anaerobe), 조건무산소성균(aerobic & facultative anaerobe), 또는 미세산소균(microaerophile)으로 분류될 수 있다(그림 3-5).

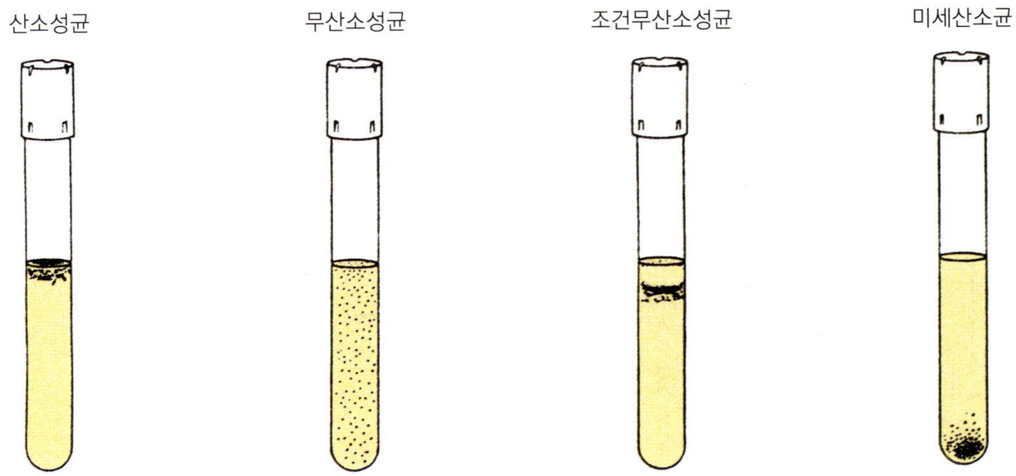

◆ **그림 3-5. 산소요구도에 따른 미생물의 분류**

3. 물(water, H_2O)

대부분의 세균은 세포를 구성하는 물질의 대부분이 물로 이루어져 있고, 대사에도 물이 절대적으로 필요하다. 그러므로 습도가 낮은 건조 상태에서는 생장이 불가하다. 음식물의 보존에 건조하게 하는 이유도 이런 성질 때문이다.

건조에 민감한 세균으로는 임질균, 수막염균이 있고, 내성을 가지는 미생물은 호흡기계 감염균 들로 결핵균이 대표적이다.

4. 삼투압(osmotic pressure)

삼투압도 세균의 생장에 영향을 미친다. 보통 마이코플라즈마와 세포벽이 결여된 미생물을 제외하고는 대부분의 세균이 삼투압에 잘 견딘다. 이는 세포 내의 삼투압을 일정한 상태로 유지하기 위한 조절장치가 발달되어 있기 때문이다. 세균의 세포 구조에 세포막이 있기 때문에 삼투압이 변화된 환경에서도 그 형태를 유지하여 사멸하지 않는다. 하지만 고장액에서는 대부분의 세균이 원형질 속의 수분이 세포 밖으로 빠져나오고, 세포질이 수축되어 세포막에서 박리되는 원형질분리가 이루어져 파괴된다(그림3-6).

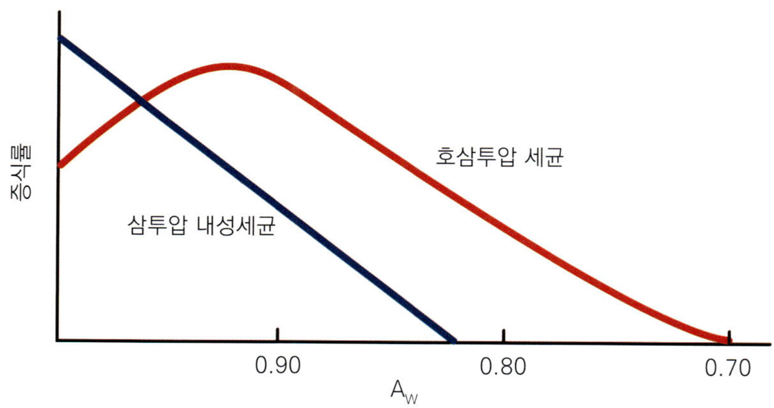

◆ 그림 3-6. 대부분의 높은 삼투압에서 증식이 제한되지만 호삼투압균(osmophiles)과 삼투압내성균(osmotolerant)은 높은 삼투압에서도 증식한다.

5. 염도(salinity)

소금에 대한 내성을 가진 세균을 호염성세균(halophile)으로 부른다. 0.2M(약 1.2%) 정도의 식염농도 이상에서 생장하는 세균을 총칭한다. 흔히 극한 환경에서 생장하는 세균을 말하는 고세균에 속한다(그림 3-7).

내염성세균은 0.2M이하의 염도에서 빠르게 발육하나, 보다 고농도의 염분 존재 하에서도 증식 가능한 세균을 말한다. 대표적으로 염장식품에서 발효 작용을 하는 *Micrococcus*, 포도상구균, 유산균, 효모 등이 있다.

대부분의 해수세균은 0.2M~0.5M 농도에서 잘 자라며, 비브리오 같은 호염성 세균은 0.5M~2.5M 농도에서 잘 자란다. 또한 2.5M~5.2M 농도에서 자라는 고도호염균도 존재한다.

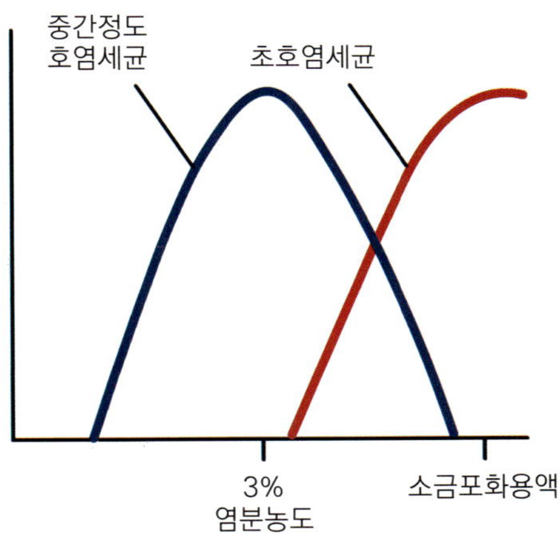

◆ 그림 3-7. 세균의 증식과 염도

6. 수소이온 농도(pH)

용액의 pH는 수소이온농도 $[H^+]$ 를 나타낸다. 중성용액은 pH 7.0 정도의 용액이며 산성용액은 pH 7.0 이하, 알칼리성 또는 염기성 용액은 pH 7.0 이상이다.

대부분의 세균은 중성 또는 약염기성(pH 6.8~pH 7.4)에서 증식이 가장 잘 된다. 유산생산균(유산구균, 유산간균)과 항산성균은 산성에서 잘 자라는 호산성 세균이다.

미생물들은 종류에 따라 pH 내성범위가 다르다. 세균과 달리 진균류는 5~9의 pH 범위에서 잘 자라는 더 넓은 pH 범위를 보인다(그림 3-8).

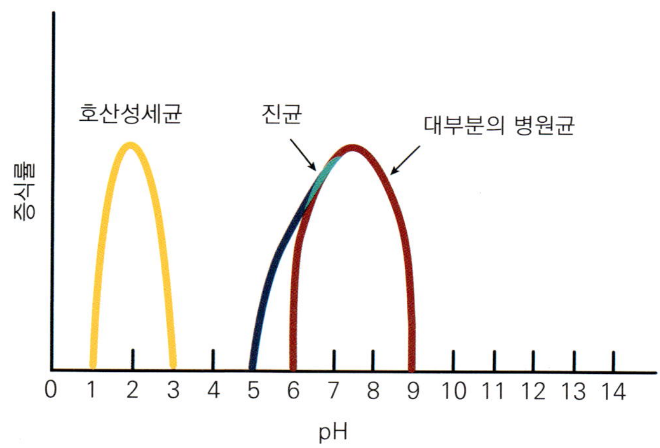

◆ **그림 3-8. 미생물 발육의 최적 pH 범위**

대부분의 병원성 세균들은 중성 pH에서 잘 자란다. *Lactobacillus*속에 속해 있는 몇몇은 **호산성 세균**(acidophile)이며 4~6 정도의 pH에서 생장한다. 호산성 효소작용과 막운반 작용을 가능케 하는 생리적 적응구조를 가지고 있다. 비브리오 같은 세균은 높은 pH 8~10에서 증식할 수 있는 **호염기성 세균**(basophile)이다.

Chapter 04

멸균과 소독

Chapter 04

멸균과 소독

학습목표

- 소독과 멸균을 정의할 수 있어야 한다.
- 물리적 멸균법의 특성을 알아야 한다.
- 소독제의 종류와 특성을 알아야 한다.

1 개요

소독(disinfection)이라 함은 병원성 미생물의 생활력을 파괴하여 감염력을 없애는 것을 뜻하며, 멸균(sterilization)이라 함은 모든 미생물 일체를 사멸시키는 것을 말한다. 따라서 멸균제는 소독제가 되지만, 소독제라고 하여 반드시 멸균제가 될 수 없다.

소독 시 주의해야 할 점은 병원미생물의 전파방법이 직접적인가 간접적인가 또는 병원미생물이 유발하는 질병이 소화기계 질병, 호흡기계 질병, 피부 질병인지를 구별해야 하고 병원미생물의 외부에 대한 저항력의 정도를 알아야 하며, 소독 대상물의 성질에 따라서 효과적인 방법을 선택해야 한다.

소독 및 멸균 방법을 올바르게 적용함으로써 적절한 소독 수준을 유지할 수 있고, 병원미생물의 수를 줄임으로써 감염 질병의 유발을 예방할 수 있다. 만일 소독 수준이 적절하지 않으면 미용인 자신이나 고객에게 건강상의 문제를 유발할 수도 있으며, 비용 효과적인 면에서도 낭비를 초래할 수 있다. 따라서 소독 및 멸균 방법을 선택할 때는 그 필요성, 효과, 인체 유해성, 그리고 비용 등 다양한 측면에서의 고려가 필요하다. 이러한 소독방법에는 물리적 소독법(physical disinfection)과 화학적 소독법(chemical disinfection)이 있다.

많은 현대식 위생법은 질병이 발병할 수 없을 정도로 병원성 미생물의 수를 줄여 질병의 발생률을 감소시키는데 목적을 두고 있다(표 4-1).

◆ 표 4-1. 소독 작용의 물리적 특징

분 류	작 용	용 도
건열 (dry heat)	단백질 변성	유리 제품과 금속제품을 멸균시키는데 사용
습열 (moist heat)	단백질 변성	고온과 습기에 손상되지 않은 배지, 거즈, 식료품, 수액제, 생리식염수, 실험도구를 멸균 할 때 이용
저온멸균 (pasteurization)	단백질 변성	우유, 낙농제품, 맥주속의 병원체를 사멸시킨다.
냉장 (refrigeration)	효소조절반응 속도의 감소	며칠 동안 음식물을 신선하게 유지하기 위해 이용 : 대부분의 미생물을 사멸시키지 못한다.
냉동 (freezing)	효소조절반응 속도의 감소	몇개월 동안 음식물을 신선하게 유지하기 위해 이용 : 대부분의 미생물을 사멸시키지 못한다. 미생물을 보관할 때에는 glycerol을 이용한다.
건조 (drying)	효소의 불활성화	과일과 채소를 보존하기 위해 이용
냉동건조 (freeze-drying)	탈수로 효소를 억제	인스턴트 커피 제조시 이용되고, 장기간 미생물 보존시 이용
자외선 (ultraviolet light)	단백질과 핵산의 변성	공기속의 미생물 수를 감소시키는 데에 이용(동물실, 배양실, 수술실)
방사선 조사 (ionizing radiation)	단백질과 핵산의 변성	플라스틱 제품, 식품 속의 미생물을 멸균시킬 때 사용
가시광선 (visible light)	빛에 민감한 물질의 산화	세균과 바이러스를 파괴하기 위해 염료와 함께 사용될 수 있으며, 의류 소독에 유용하다.
음파와 초음파의 파장 (sonic & ultrason-icwaves)	공동화(cavita-tion)를 야기한다	효율적인 미생물 멸균 방법은 아니며, 세포성분을 파쇄시켜 분리연구 하는데 유용하게 이용된다.
여과법 (filtration)	미생물의 기계적인 제거	배지, 조제산물, 비타민, 백신의 제조, 그리고 공기와 물속의 미생물을 멸균하는데 이용

2 멸균 방법(Sterilization)

멸균이란 물리적, 화학적 과정을 통하여 모든 미생물의 포자(spore)까지 완전하게 제거하고 파괴시키는 것을 말하며, 고압증기, 건열, EO가스(ethlene oxide gas), 플라즈마가스(plasma gas)와 액체 화학제 등을 이용한다.

멸균에서 주의할 점은 세균의 생명력이 없다고 해서 세균이 만든 유기물 등은 그대로 남아 있을 수 있으며 이로 인해 발병할 수도 있다는 것이다.

1. 여과법(filtration)

열이나 화학물질을 사용할 수 없을 때에는 여과기를 이용하는 여과법이 사용되는데, 이는 많은 약제나 음료수에서 미생물을 완전히 제거하거나 미생물의 수를 감소시키기 위해 사용된다(그림 4-1).

여과장치로는 백토와 석영사를 혼합하여 만든 Chamber land filter(여과공 0.2~0.4㎛)나, 규조토로 만든 원통형의 Berkefel filter(여과공 2.8~4.1㎛) 등이 사용되었으나 현재에는 셀룰로오스 유도체로 만든 막(cellulose membrane filter)이 사용되고 있다. 여과기가 막히는 문제 때문에 효소, 백신 등 깨끗한 액체만이 여과법에 의해 효과적으로 처리될 수 있다. 또한 바이러스는 제거되지 않을 수 있다.

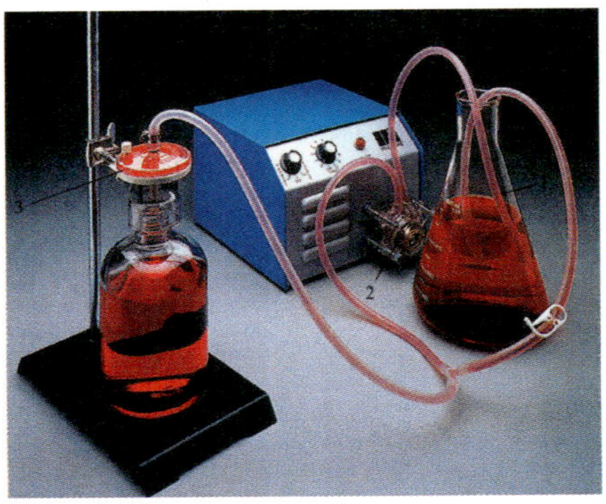

◆ 그림 4-1. Membrane Filter Sterilization

1. Erlenmeyer의 flask, 2. 연동펌프, 3. 막성여과장치

2. 물리적 멸균법(physical sterilization)

1) 습열멸균법(sterilization by moist heat)

(1) 저온살균법(low heat sterilization)

우유의 저온살균법으로 주로 쓰이며, 포자를 형성하지 않는 결핵균, 살모넬라균, 브루셀라균 등과 같은 세균들을 제거하는데 목적을 두고 있다. 저온살균법은 일반적으로 우유는 62.8℃에서 30분 동안의 노출, 건조 과실은 72℃에서 30분, 포도주는 55℃에서 10분간 그리고 아이스크림 원료는 80℃에서 30분간 소독을 하고 있다.

◆ 표 4-2. 미생물 증식에 미치는 온도의 영향

세균	증식가능온도(℃)	치사열	
		온도(℃)	분(min)
보툴리누스식중독균(*Clostridium botulinum*)	18-55	120	5
파상풍균(*Clostridium tetani*)	14-50	105	10
디프테리아균(*Corynebacterium diphtheriae*)	15-40	54	10
폐렴구균(*Streptococcus pneumoniae*)	18-42	56	6
대장균(*Escherichia coli*)	10-45	60	10
결핵균(*Mycobacterium tuberculosis*)	30-42	65	15
임질균(*Neisseria gonorrhoeae*)	25-40	55	〈5
수막염균(*Neisseria meningitidis*)	25-42	50	〈5
녹농균(*Pseudomonas aeruginosa*)	0-42	62	10
장티푸스균(*Salmonella typhi*)	4-46	60	2
이질균(*Shigella dysenteriae*)	10-40	60	10
연쇄상구균(*Streptococcus pyogenes*)	15-40	60	15
콜레라균(*Vibrio cholerae*)	14-42	55	2
페스트균(*Yersinia pestis*)	0-45	55	3

(2) 고압증기멸균법(steam sterilization under pressure)

주로 의류, 기구, 거즈, 고무제품, 약품 등에 이용되는 방법으로서 증기멸균기(autoclave)를 사용하는 경우 10lbs (115.5℃)에서 30분, 15lbs(121.5℃)에서는 20분간, 20lbs(126.5℃)에서는 15분간 처리한다. 포자를 형성하는 균의 멸균에 가장 좋은 방법이다.

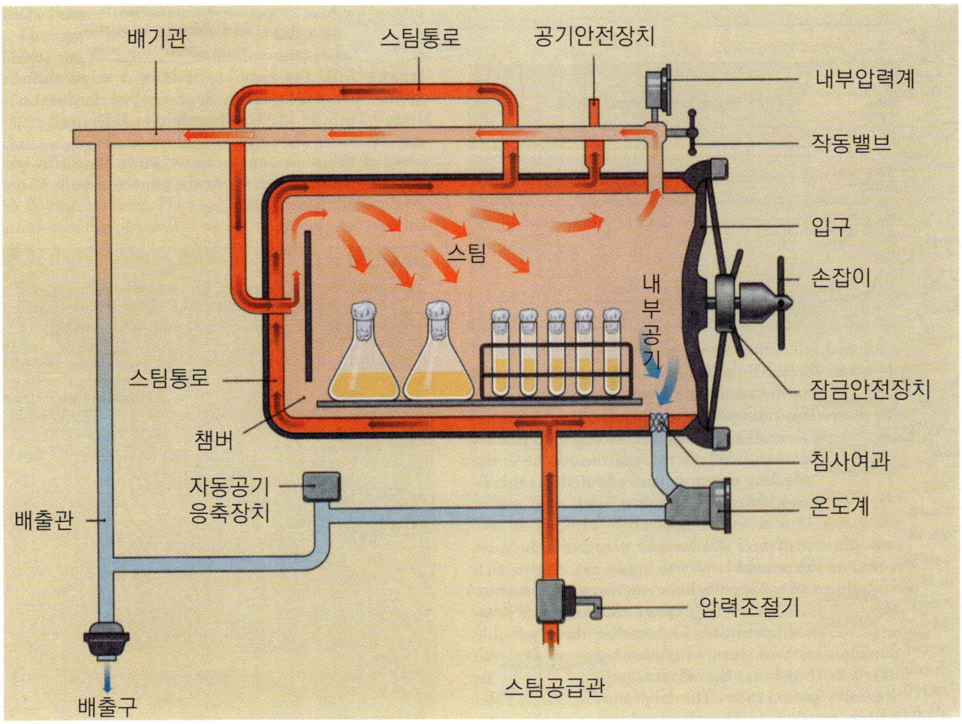

◆ 그림 4-2. 고압증기 멸균장치의 내부구조와 원리

(3) 유통증기멸균법(free flowing steam sterilization)

Arnold 멸균기나 Koch 멸균기를 이용하여 100℃의 유통증기를 30~60분간 가열하는 방법으로서 고압증기멸균법이 부적당할 때 사용하는 멸균법이다. 포자를 형성하는 균을 멸균하기 위한 간헐멸균은 1일 1회에 15~30분간씩 3회 실시하고 휴지기에는 20℃에서 상온으로 보존한다.

스팀 타월, 면포류, 유리, 도자기, 식기 등의 멸균에 주로 사용한다. 항상 증기의 뜨거운 정도와 용기 내의 온도에 주의하여 완전한 소독을 해야 한다.

◆ **표 4-3. Autoclave steam 압력과 온도와의 관계**

증기압력 1bs./sq. in.	온도		증기압력 1bs./sq. in.	온도		증기압력 1bs./sq. in.	온도	
	℃	℉		℃	℉		℃	℉
0	100.0	212.0						
1	101.9	215.4	11	116.4	241.5	21	126.9	260.4
2	103.6	218.5	12	117.6	243.7	22	127.8	262.0
3	105.3	221.5	13	116.8	245.8	23	128.7	263.7
4	106.9	224.4	14	119.9	247.8	24	129.6	265.3
5	108.4	227.1	15	121.0	249.8	25	130.4	266.7
6	109.8	229.6	16	122.0	251.6	26	131.3	268.3
7	111.3	232.3	17	123.0	253.4	27	132.1	269.8
8	112.6	234.7	18	124.1	255.4	28	132.9	271.2
9	113.9	237.0	19	125.0	257.0	29	133.7	272.7
10	115.2	239.4	20	126.0	258.8	30	134.5	274.1

(4) 자비멸균법(boiling water sterilization)

식기류, 주사기, 의류, 도자기류 등을 15~20분간 끓는 물에서 처리하는 방법을 자비멸균법(boiling water sterilization)이라고 한다. 끓는 물은 최고온도가 100℃이기 때문에 완전멸균은 기대할 수 없다. 그러나 세균의 생장형 세포(vegetative cell)는 끓는 물에서 수초에서 수분 내에 사멸한다.

소독할 물건을 끓는 물에 완전히 잠기게 하고 금속기계는 반드시 끓기 시작한 후에 넣어야 한다. 면도날, 가위 등은 거즈로 싸서 끓는 물에 소독해야 날이 무뎌지는 것을 방지할 수 있다. 소독할 대상이 금속류인 경우에는 탄산나트륨을 물에 1~2% 넣으면 녹이 스는 것을 방지할 수 있다.

(4) 초고온 순간멸균법

주로 식품의 영양분을 파괴하지 않고 선택적으로 세균만 살균하는 방법으로 우유의 경우 135℃에서 2~3초간 초고온에서 순간적으로 멸균한다.

2) 건열 멸균법(dry heat sterilization)

(1) 건열 멸균법(dry heat sterilization)

건열멸균기(dry oven)에서 160~170℃ 온도로 1~2시간동안 노출시켜 멸균하는 것을 말한다. 습열법으로 소독할 수 없는 물체를 소독한다. 유리제품과 oil, 주사침의 멸균에 사용된다(그림 4-3).

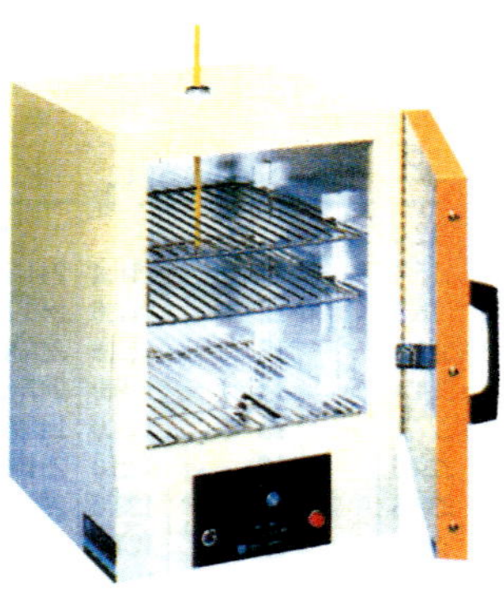

◆ 그림 4-3. 건열멸균기(Dry oven)

(2) 화염멸균법(flame sterilization)

알코올램프, 천연가스 등을 이용하여 유리봉, 금속류, 도자기 등의 소독을 위해 불꽃 속에서 20초 이상 접촉시키는 방법으로 표면의 미생물 멸균에 이용되며 그 외에 물질을 태워버리는 것도 이 방법에 포함된다.

(3) 소각법(incineration)

소각(incineration)도 화염멸균에 해당되며, 오염물질이 가연성이고, 재생가치가 없는 휴지, 쓰레기, 의류, 모포, 목제 가구 등을 불에 태워 멸균시키는 것으로 가장 쉽고 안전한 방법이다.

3. 화학적 멸균법(chemical sterilization)

화학적 멸균은 열에 쉽게 손상 받는 물체 또는 멸균할 물체의 양이 많거나 큰 물체, 예컨대 플라스틱, 종이, 목재, 병실, 선박, 집 등에 사용한다.

전에는 화학적 멸균에 폼알데하이드가 광범위하게 사용되었으나 오늘날에는 산화에틸렌(C_2H_4O, ethylene oxide(EO))이 많이 쓰여 지고 있다.

1) EO(ethylene oxide)가스멸균법

근래에는 섬세하고 세밀한 기구, 각종 플라스틱 및 고무제품 및 열에 약하고 습기에 예민한 기구들을 사용하는 기회가 점점 많아져 이들 제품의 멸균법에 관해서 관심이 높아지고 있다. 이러한 성질을 지니고 있는 제품의 소독법으로서 근래에 많은 각광을 받고 있는 것이 EO가스멸균법이다.

EO가스는 고리 모양 에테르의 하나로 상온에서는 상쾌한 냄새가 나는 무색의 기체이다. 액체상태로서 보관하기 쉬우나 폭발성이 강하고 공기중에서 인화성이 매우 높은 성질을 지니고 있다.

EO가스는 모든 종류의 미생물을 죽일 수 있고 고온, 고습, 고압을 필요로 하지 않으며 또한 기구나 물품에 손상을 주지 않는 장점이 있는 반면에 기구나 물품을 EO가스에 오래 노출시키면 이것을 다시 공기에 노출시키는 시간도 길게 하여야 하며 습열멸균법에 비해서 경비가 많이 들고 액체성 EO가 피부에 닿았을 때 빨리 제거하지 않으면 심한 화상을 입을 수 있는 단점이 있다.

2) 액체화학멸균법

현재 많이 사용하는 액체화학멸균제로는 차아염소산나트륨(sodium hypochlorite), 글루타르알데히드(glutaraldehyde) 등이 있다.

(1) 차아염소산나트륨(Sodium hypochlorite)

상품명은 락스이다. 전해 표백액이라고도 한다.

광범위한 미생물에 적응이 되며 신속하고 강력한 살균작용을 가지고 있는데 이 소독제의 작용기전은 강력한 발생기 산소작용으로 세균의 세포막 내부까지 침투하여 살균작용을 발휘하는 것이다. 분해되기 쉬운 단점이 있으나 최근에는 안정제를 첨가, 분해를 방지하는 방법을 사용하고 있다.

(2) 글루타르알데히드(Glutaraldehyde)

상품명은 와이덱스(Wydex)이다.

가열멸균할 수 없는 고무 또는 플라스틱제품류의 살균소독 시에 사용한다. 현재는 기구를 부식시켜서 잘 사용하지는 않는다.

4. 광선조사(sterilization by irradiation)

1) 자외선 조사법

자외선을 이용하는 방법인데 파장 265㎚의 자외선 등은 살균력이 강하므로 수술실, 무균실, 제약 공장 등에서 이용하며 용기, 기구, 식품, 물, 공기 등의 살균에 이용된다. 멸균의 원리는 자외선이 세균의 DNA에 조사되어 DNA의 피리미딘의 분자구조를 파괴하는 것이다. DNA를 구성하는 네가지 피리미딘 중 하나인 티민이 자외선을 흡수하면 이웃한 티민이나 사이토신과 결합하게 되고 이로 인해 티민이 서로 중합되게 되어 DNA가 정상적으로 복제되지 못하여 세포의 기능이 정지된다. 이외에도 자외선은 세포막을 이루는 인지질과 단백질을 산화시켜 세균들의 생명활동이 연장되지 못하도록 하는 기능도 한다. 보통 디프테리아, 결핵균 등은 2~3시간이면 살균된다(그림 4-4).

자외선 중 Dorno선은 파장이 290~310㎚인데 이는 사람에게 유익한 vitamin D의 형성작용이나 살균작용을 비롯한 신진대사 촉진, 혈구수의 증가나 면역기능의 강화역할 등을 한다. 그러나 피부에 멜라닌 색소를 침착시키고, 피부암을 유발시키는 원인이 되기도 한다.

세균에 내성을 주지 않고 사용하기 간편하지만 물체 깊숙이 침투하지 못하는 단점이 존재한다.

2) 초음파 멸균법

약 9,000cycle/sec의 초음파는 강력한 교반작용(agitation)으로 세균을 파괴시키는 작용을 한다. 주로 이 · 미용실을 비롯한 각종 기구나 식당의 식기 소독에 이용된다.

초음파는 표면에 미세한 거품을 발생시켜 이 거품이 터지며 일시적으로 공동현상(cavitation)을 발생하는데 이때 표면의 미세한 이물질이 분리된다. 그래서 초음파 세척기는 자주 깨끗한 물로 교체를 해야하며 물과 세제를 교환한 후에는 큰 물방울로 인한 효과가 저하되므로 한번 작동 시킨 후 사용한다. 기구는 금속망에 담아 용액에 담그며, 플라스틱 바구니는 초음파를 흡수하므로 사용하지 않는다.

3) 방사선 조사법

^{60}Co나 ^{137}Cs 등 방사성 동위원소를 이용하여 멸균하는 방법이다. 경제성 및 효율성이 낮아 식품의 장기보존이나 종자소독 등 특수한 분야에서만 사용되고 있다.

3 소독(Disinfection)

소독은 미생물의 생존과 번식을 좌우하는 환경요소(영양소, 온도, 습도, pH, 산소)를 변화시켜 미생물의 감염력을 없애는 것을 말한다. 멸균과 같이 아포까지 사멸시키는 것이 아니라 감염력을 없애는 것이므로 비병원성 미생물이나 아포는 살아남을 수 있다.

1. 소독용 화학약품의 구비 조건

① 높은 석탄산계수(phenol coefficient)를 갖고 있어 살균력이 강해야 한다.
② 안정성(stability)이 있어야 한다.
③ 용해성(solubility)이 높아야 한다.
④ 조직에 대한 독성(toxicity)이 낮아야 한다.
⑤ 표백성과 부식성이 없어야 한다.
⑥ 침투력이 강해야 한다.
⑦ 방취력이 있어야 한다.
⑧ 기타 가격이 싸고 사용 방법이 간편해야 한다.

2. 소독용 화학약품의 살균기전

다음의 기전 중 2개 이상이 복합적으로 작용을 할 때 소독 효과가 나타난다.
① 산화작용(oxydation) : 염소(Cl_2), 과산화수소(H_2O_2), 과망가니즈산칼륨($KMnO_4$), 오존(O_3)
② 가수분해작용(hydrolysis) : 강산, 강알칼리, 열탕수
③ 균체 단백 응고작용 : 알코올, 석탄산, 크레졸, 포말린, 승홍
④ 균체의 효소계 침투작용에 인한 불활성화 작용 : 알코올, 페놀(석탄산), 역성비누
⑤ 삼투압의 변화로 인한 탈수작용 : 알코올, 식염, 식초, 포말린
⑥ 중금속염의 형성 작용 : 승홍, 머큐로크롬, 질산은용액

3. 소독제

소독 목적으로 사용하는 화학물질을 총칭하여 소독제라고 한다. 소독제를 사용하는 소독은 일상생활에서 널리 이용되고 있으나 모든 병원성 미생물을 멸균·제거하지는 못하기 때문에 목적에 따라 적합한 소독제를 선택한 후에는 사용농도, 소독에 걸리는 시간 등 소독제의 특징을 파악하여 두어야 한다.

1) 석탄산 계수

소독제의 살균력을 비교하기 위하여 소독제의 평가기준인 석탄산 계수(phenol coefficient)가 이용된다.

석탄산 계수란, 순수하고 성상이 안정된 석탄산을 표준으로 시험균주를 5~10분내 살균할 수 있는 석탄산의 희석배수와 시험하려는 소독약의 희석배율을 비교한 것이다.

$$\text{석탄산계수} = \frac{\text{소독약의 희석배수}}{\text{석탄산의 희석배수}}$$

2) 소독제의 효과에 영향을 주는 요인

소독제의 소독효과는 사용시 여러 가지 요인에 의해 크게 영향을 받는데, 소독제의 화학적 성질은 다른 종류의 미생물에 대항하는 효능을 결정한다. 몇몇 화학 소독제들은 그 효과가 빠르게 미생물의 세포 단백질을 응고시킨다. 가장 신속하게 효과를 나타내는 항미생물 복합 성분들은 사람 조직에 대한 독성이 있는 단점이 있다.

강력한 살균제는 살균 또는 몇몇 중요한 물질들을 화학적으로 소독하기 위해 미리 정해진 상황아래서 사용할 수 있다.

(1) 미생물의 종류와 농도

소독제를 사용하는 목적은 감염을 예방하는데 있다. 가장 이상적인 소독제는 모든 미생물에 똑같이 살균 효과를 나타내는 것이 바람직하다. 그러나 미생물은 그 종류에 따라 여러 소독제에 대한 감수성이 다르므로 소독 대상이 되는 미생물에 가장 효과적인 소독제를 선택해야 한다(표 4-5).

주어진 환경 아래에서 미생물 농도가 높을 수록 소독제 작용시간이 길어진다. 실제로 소독제 처리 전에 모든 소독 물질들의 표면을 완전히 세척하는 것이 항상 필요하다. 미생물의 농도가 낮으면 짧은 시간 내에 더욱 효과적으로 소독할 수 있다.

◆ **표 4-4. 소독제의 작용범위(spectrum)**

분류	소독제	그람양성균	그람음성균	결핵균	진균	바이러스			아포
산화제	Oxydol	○	○	×		×			×
할로겐화합물	Sodium hypochlorite	○	○	△	○	○	●	□	△
	Iodine tincture	○	○	○	○	○		□	△
	Chlorhexidine	○	○	×	△		×		×
알코올류	Ethanol, Isopropanol	○	○	○	△	△		□	×
알데하이드류	Formaldehyde	○	○	○	○	○	●	□	△
	Glutaraldehyde	○	○	○	○	○	●	□	○
페놀류	Phenol, Cresol 비누	○	○	○	△		△		×
계면활성제	양이온 계면 활성제 (Benzalkonium chloride)	○	○	×	△		×		×
	양성 계면활성제 (Alkylpolyaminoethylglycin)	○	○	△	△		×		×
색소류	Acrinol	○	○						

○ : 유효　△ : 충분히 효과를 얻지 못할 경우가 있음　× : 무효
● : B형 간염 바이러스에 유효　□ : AIDS 바이러스에 유효

(2) 소독제 농도

일반적으로 소독제는 농도가 높을수록 소독작용이 강해진다. 그러나 농도가 지나치게 높으면 생체의 조직에 장애가 심해지며, 또한 지나치게 낮으면 충분한 살균효과를 얻지 못할 뿐만 아니라 도리어 미생물의 발육을 촉진하는 경우도 있다. 따라서 소독제는 생체의 조직에 장애를 일으키지 않으면서 충분한 효과를 나타낼 수 있는 최적 농도를 사용하여야 한다. 예를 들면 10~80%까지 에탄올의 농도는 점점 더 살균작용이 강해진다. 가장 효과적인 활성은 60~80% 범위 내에서 얻는 것이다. 80~100%까지 농도의 에탄올 용액은 소독제의 효율면에서 이익이 훨씬 작다. 두번째, 강력한 살균 용액은 금속, 직물, 플라스틱, 그리고 피부에 부식성이 있다.

(3) 작용온도

일반적으로 소독제는 온도가 높아질수록 살균력이 강해진다. 소독제는 통상 20℃ 이상의 온도에서 사용하는 것이 바람직하다.

(4) 작용시간

일반적으로 소독제는 작용시간이 길수록 살균력이 강해지나, 동시에 생체조직에 대해서도 장애를 일으키므로 주의해야 한다. 반대로 작용 시간이 짧은 경우, 충분한 살균효과를 얻을 수 없다.

(5) pH

소독제의 살균력은 pH에 따라 커다란 영향을 받는 경우가 많다. 어떤 소독제는 일정한 pH(최적 pH)가 아니면 소독효과를 나타내지 않는 것도 있으므로 적용 부위의 산과 알칼리를 제거한 후 적용시켜야 한다.

(6) 유기물의 존재

많은 소독제는 유기물이 존재하면 그 효력이 감소되는 것이 많다. 그러므로 손, 기계·기구와 같이 소독 대상물은 소독제를 사용하기 전에 세척작업을 통해 유기물들을 충분히 씻어낸 후 소독제를 적용시켜야 한다.

(7) 병용

두 종류 이상의 소독제를 병용하면 효과가 증강되는 경우도 있지만, 대부분 효과가 감소하므로 함부로 병용해서는 안 된다. 특히 양이온성과 음이온성 계면활성제, 산과 알카리성 소독제, 산화제와 환원제성 소독제의 병용은 금기이다. 예를 들면 음이온성 계면활성제인 비누로 손을 씻고 양이온성 계면활성제인 benzalkonium chloride로 소독하면 효과가 감소 또는 소실된다.

3) 방부(antisepsis)

병원이나 미용실에서 피부의 화학적 살균을 보통 방부(antisepsis)라고 언급한다. 많은 유용한 화학 살균제는 피부와 점막을 너무 자극해서 소독제로서 사용할 수 없다. 소독제들을 피부에 적용할 때 피부 표면의 미생물들의 수를 빠르게 감소시킨다. 모낭, 또는 피하의 표면 소독에도 쓰인다.

4) 소독제의 종류

(1) 알코올류

단백질을 변성시키고 막지질을 용해해서 효소작용을 억제, 소독작용을 한다. 주로 에탄올(Ethanol), 이소프로필알콜(Isoprophyl alcohol)이 있다.

무포자균에는 효과가 있으나 포자 형성균에는 효과가 없다. 70% ethanol을 사용하는데 2분 이내에 거의 90%의 미생물이 죽는다. 주로 손소독과 피부 소독에 사용된다. 가정에서 많이 쓰이는 손소독제의 주된 성분이다. 피부에 자극적이어서 자주 사용하는 경우에는 피부를 거칠게 만드는 단점이 있다.

(2) 석탄산류

① 석탄산, 페놀(Phenol)

영국의 Lister가 1852년에 최초로 외과수술에 사용하였던 소독약으로, 현재까지도 의류, 실험대, 오물, 용기 등의 소독법으로 3% 수용액을 사용하는데 방역용 석탄산을 이용한다.

석탄산의 살균작용은 균체 단백응고작용, 세포 용해작용, 효소계의 침투작용 등에 의하는데 이 소독법의 장점은 살균력이 안정되고 유기물에도 약화되지 않는다는 점이며, 단점으로는 피부점막의 자극과 금속의 부식, 냄새와 독성이 강하다는 점이다. 석탄산은 고온일수록 소독효과가 높다. 사람에게 사용하지 않으며 오늘날에는 거의 사용되지 않는다.

② 크레졸(Cresol)

석탄산 보다 살균력은 강하나 물에 녹지 않으므로 보통 비누액에 50%를 혼합한 크레졸 비누액(Lysol)을 사용한다. 석탄산보다 2배의 소독력이 있으며 손, 오물 소독에 사용된다. 특히 바이러스에는 소독 효과가 적으나 세균, 진균에는 효과가 크고 유기물에도 약화되지 않는다.

③ 헥사클로로펜(Hexachlorophene)

강한 살균력이 있다. 물에 잘 녹지 않고 작용의 발현이 늦는 특징이 있다. 주로 비누나 크림제로 손소독에 사용된다. 3%의 용액으로 30초 이내의 짧은 시간에 포도상구균을 살균할 수 있지만 그람음성균을 살균하는 데에는 24시간 이상이 걸린다.

주로 3% 수용액에 계면활성제를 혼합하여 1~3%를 손소독에 사용한다. 화장품 안전기준 등에 관한 규정에 의해 화장품에 사용할 수 없는 원료 중 하나이다.

(3) 산화제(Oxidizing agent)

대부분의 산화제는 미생물의 효소계를 불활성화함으로써 세균의 세포대사를 중단시켜 살균작용을 나타낸다.

① **과산화수소(Hydrogen peroxide, H_2O_2)**

H_2O_2는 조직에 접촉하는 즉시 $H_2O_2 \rightarrow H_2O + O$로 되어 발생기 산소를 유리시켜 살균작용을 한다. 보통 2.5~3.5%의 수용액을 사용하며 자극성이 적어서 상처가 있는 부위나 입안에도 사용된다. 주로 무포자균에 유효하다. 살균작용이 완만하고 지속성이 없는 특징이 있다.

② **과망가니즈산칼륨(Potassium permanganate, KMnO4)**

진한 보라색의 무기화합물이다. $2KMnO_4 \rightarrow KOH + 2MnO_2 + 3O$로 되어 발생기 산소를 발생시켜 살균작용을 한다. 0.1~0.5%의 수용액이 사용되며 자주색의 염색성이 있다.

③ **생석회(CaO : Lime)**

AI, 구제역 등 가축의 질병 예방과 확산 방지를 위해 축사나 분변 소독에 많이 사용된다. 건조한 장소에 살포한 후 물을 뿌려주어 소독한다. 생석회가 물과 반응하여 소석회로 될 때 100℃에 가까운 열을 이용한 물리적 소독과 소석회가 물에 녹았을 때 강알칼리성 수산화칼슘을 이용한 화학적 소독의 2중 효과가 있다. 생석회는 물과 반응해서 화재를 일으키거나 피부 화상을 입히기 때문에 사용에 각별한 주의가 필요하다.

비나 눈이 오거나 공기에 오래 노출되면 살균력이 저하된다. 아포에는 효과가 없다.

(4) 중금속 화합물

수은(mercury), 은(silver), 동(copper) 등의 이온(ion)은 각각 단백질과 결합하는 성질이 있기 때문에 염류상태의 높은 농도에서 세포의 단백질 응고와 조직상해 작용을 한다. 포자에는 효과가 없다.

① **승홍, 염화제이수은(昇汞, Mercury dichloride, $HgCl_2$)**

승홍은 용액 온도가 높을수록 살균력이 강하다. 제조는 승홍 1에 소금 1과 물 1,000의 비율로 희석하거나 승홍 0.5g에 물 500cc의 비율로 만드는데 승홍액은 색이 없으므로 푹신(fuchsin) 등으로 염색해서 사용하는 것이 좋다.

피부 소독에는 0.1%의 수용액을 이용하며, 금속을 부식시킬 수 있으므로 사용시 주의를 요한다.

② 머큐로크롬

피부 상처에 사용하는 방법으로 무자극성이나 살균력은 약하다. 한국에서는 빨간약이라고 통칭했다. 머큐로크롬은 수은 중독의 우려로 FDA에서 그 효력을 상실했고 더 이상 허가되지 않는다. 작은 피부상처 소독에 사용되는 약은 최근 베타딘(포비돈-아이오딘)으로 대부분 대체되었다.

③ 질산은(silver nitrate, $AgNO_3$)

살균력은 승홍의 25% 정도이나 독성이 적기 때문에 0.1~0.5%의 수용액이 신생아의 임균성 결막염 예방에 사용되었으나 현재는 항생물질(erythromycin)로 대체되고 있다. 요즘에는 주로 점막소독에 사용된다.

(4) 할로겐 및 그 화합물

할로겐(halogen)원소란 염소(Cl), 브로민(Br), 아이오딘(I), 플루오린(F) 등을 말하며 이 순서대로 강한 살균력을 나타낸다. 이들 원소는 세포내에 침투해서 단백-할로겐 복합물을 형성하므로 세포대사를 중단시켜 살균작용을 한다.

① 염소(Chloride, Cl)

염소는 살균력은 강하지만 자극성과 부식성이 강해 주로 상수의 소독에 이용된다.

② 차아염소산나트륨(Sodium hypochloride, NaOCl)

수용액으로 사용하기 편리하므로 표백분 대신에 사용한다. 이 물질은 분해되기 쉬운 결점이 있으므로 안정제를 첨가하여 주로 식품공장이나 식당 등에서 위생 목적으로 사용한다.

③ 아이오딘(Iodine, I)

아이오딘은 물에 녹지 않으므로 아이오딘화칼륨(potassium iodide)과 같이 알코올에 용해시켜 사용한다. 여러 가지 농도로 사용되나 아이오딘 6㎎ + 아이오딘화칼륨

(KI) 4㎎에 70% 알코올 100㎖를 가한 아이오딘팅크에 같은 양의 70% 알코올을 섞어 만든 묽은 아이오딘팅크(옥도정기)가 사용된다. 작은 상처에 사용하는 베타딘(포비돈-아이오딘)은 폴리비닐피롤리돈(포비돈)과 아이오딘의 화합적 배합물이다. 아이오딘팅크보다 독성은 덜하면서 항균력은 강하다

아포에도 확실한 살균력을 나타내므로 피부소독에 사용된다.

(5) 계면활성제(Surface active agents)

① 양이온비누(Inverte soap, Cationic soap)

역성비누라고도 하며, 물에 녹으면 약산성이 된다. 물에 잘 녹고 무색, 무취하고 기포성을 나타내나 음성비누에 비하여 세정작용은 적다. 살균 단백질 침전에 유효하다. 0.01~0.1%액을 주로 사용하며, 독성과 자극성이 적어 점막에도 이용할 수 있으며, 피부나 창상은 물론 무미하여 기구나 식기, 식품 소독에 사용된다. 침투력과 살균력은 강하나 녹농균, 결핵균, 아포에는 효력이 없고, 특히 유기물이 대량으로 존재하거나 일반 비누와 함께 사용하면 양이온 비누 분자와 음이온 비누 분자가 결합하기 때문에 살균력이 대폭 저하하므로 주의해야 한다.

② 음이온비누(Anionic soap)

일반적으로 많이 쓰이는 일반 비누(지방산 나트륨)를 말한다. 음성의 하전을 띈 계면활성제로 살균력은 낮고 세정작용은 높아 주로 청정제로 사용된다. 그러나 매독균에 대한 살균력은 강하다.

③ 약용비누(Germicidal soap)

각종 살균제나 항생제를 혼합하여 만든 비누로서 세척효과와 살균효과를 동시에 나타내므로 여드름, 땀띠 등의 피부질환 치료나 예방은 물론 소독용으로 사용된다. 약용비누에는 다한증 등을 치료하기 위한 목적으로 매우 적은 양의 포름 알데히드을 첨가한 비누도 의사의 처방하에 사용된다.

◆ 표 4-5. 주요 소독제와 그 용도

분류	소독약명(상품명)	용도와 농도	특기사항
산화제	Oxydol	창상면 : 원액 또는 2~3배 희석액 구강점막, 인두 : 5~10배 희석액	
할로겐화합물	Iodine tincture	피부, 치은, 구강점막 : 원액 또는 2~5배 희석액	의류와 피부를 갈색으로 변화
	Povidone	손, 피부, 점막, 창상면 : 10%	
	Sodium hypochlorite	손, 피부 : 0.01~0.05% 기구, 실내 : 0.02~0.05%	금속을 부식 한다.
	Chlorhexidine	손, 피부 : 0.1~0.5% 창상면, 기구, 실내 : 0.05%	
알코올류	Ethanol	손, 피부, 기구 : 70~80%	
	Isopropanol	손, 피부, 기구 : 50~70%	
알데히드류	Formaldehyde	기구(formaldehyde로서) : 1~5%	금속을 부식시 키지 않음
	Glutaraldehyde	기구 : 2% 수술실 : 0.5%	
페놀류	Phenol	손, 피부 : 1.5~2% 기구, 실내 : 2~5%	
	Cresol soap	손, 피부 : 0.5~1% 기구, 실내(cresol) : 0.5~1%	
계면활성제	Benzalkonium chloride	손, 피부 : 0.05~1% 점막, 창상면 : 0.025~0.01%	보통 비소와 병용하지 않음
	Benzetonium chloride	기구 : 0.1% 실내 : 0.05~0.2%	
	Alkylpolyaminoethy lglycin	손, 피부 : 0.05~0.2% 점막, 창상면 : 0.01~0.05%	
색소류	Acrinol	구강, 화농국소 : 0.05~0.1%	차광보존, 의류 와 피부를 황색 으로 변화

Chapter 05

미용실에서 소독과 위생의 실제

Chapter 05

미용실에서 소독과 위생의 실제

학습목표

- 미용실에서 이용되는 소독 방법들을 설명할 수 있어야 한다.
- 미용실에서의 안전조치와 위생규칙에 대해 설명할 수 있어야 한다.
- 미용실에서 사용하는 소독제와 방부제의 종류를 알아야 한다.

1 개요

인간은 각종 미생물들과 항상 함께 살아가고 있다. 미생물의 생존과 번식을 좌우하는 환경요소는 영양소, 온도, 습도, pH, 산소 등이다. **소독**은 이와 같은 미생물의 생존 환경이나 생명현상을 변화시키는 조작이라 할 수 있다

위생은 병원균의 성장을 막고 감염된 질병의 위험을 줄이기 위해서 어떤 대상 물질을 깨끗하고 안전하게 만드는 과정이다.

각양 각층의 사람들이 모이는 미용현장에는 각종 미생물과 병원균에 의한 고객 감염과 실내환경 오염 등, 각종 질병을 유발시킬 위험요인들이 존재하고 있기 때문에, **소독**과 **위생**은 미용인에게 있어서는 실제적으로 매우 중요하다. 특히, 미용인의 위생관을 확립하여 건강유지와 증진을 바탕으로 아름다움을 추구해야 할 것이다.

미용실의 환경에서는 병원에서처럼 철저하게 도구와 장비를 소독하는 것이 매우 어렵다. 그러나 학교나 미용 현장에서 엄격한 위생 절차와 방법을 배우고 실시하는 것은 매우 중요하다. 모든 도구와 장비, 그리고 미용 현장들은 항상 청결하고 위생적인 상황을 유지해야 한다.

2 미용기구의 세척

세척은 씻어내는 것을 말한다. 유기물, 무기물에 상관없이 오염물질이라고 생각되는 모든 이물질들을 제거하는 데 가장 손쉬운 방법이기도 하다. 청소나 위생의 비슷한 행위 개념의 일부로 사용된다.

세척은 모든 멸균, 소독과정의 선행되어야 한다. 유기물과 때 등이 병원미생물을 멸균이나 소독과정에서 보호하는 경우가 발생할 수 있기 때문이다. 또한 세척과정에서 존재하는 병원미생물의 수도 감소할 수 있다. 제대로 세척이 되지 않는다는 것은 멸균, 소독이 제대로 될 수 없다는 것을 의미한다. 세척은 각종 미용 도구는 물론 미용 현장, 개인 위생 등 모든 미용의 과정에서 중요하게 여겨져야 한다.

효과적인 세척을 위해 지방을 유화시키고 단백질을 분해하는 기능을 가진 세척액을 사용할 수 있다.

1. 기계세척

기계세척에 사용하는 기계로는 세척멸균기, 초음파세척기 등이 있다.

1) 세척 멸균기(washer sterilizer)

세척될 내용물이 담긴 세제통을 강력하게 흔들어 세척효과를 나타낸다. 차가운 수돗물 통과단계, 기계적 세척단계, 증기 열 적용단계, 그리고 뜨거운 공기를 이용한 건조단계 등을 거치게 된다. 장점으로는 기구에 묻은 대부분의 오염물질과 미생물을 제거하며, 취급하기 쉽다는 것이다. 그러나 기구의 톱니 모양의 종류와 양, 세척 주기의 기간, 용액의 산도(pH), 세제의 강도와 효력, 그리고 오염물질의 씻기에 따라 오염물질의 제거 정도가 달라질 수 있으며, 고온에 견딜 수 없는 기구에는 사용할 수 없는 단점이 있다.

2) 초음파 세척기(ultrasonic cleaner)

초음파는 기체의 중심으로부터 미세한 공기방울을 발생시키며, 공기방울은 최대한 팽창되었다가 수축한다. 그 내파(implosing)는 표면으로부터 오염물질을 분리시키는 역할을 하는 국소적인 진공 공간을 만드는데 이 과정을 공동현상(cavitation)라고 한다. 이 과정에서 수용성 입자들은 세제가 포함되어 있는 탱크의 용액에 용해되고, 비수용성 오염물질은 탱크의 바닥에 가라앉게 된다.

장점으로는 손이 닿기 어려운 부분에 있는 오염물질을 제거할 수 있으며, 단점은 조작과정에서 기구에 대한 예방적 정비와 주의가 필요하고, 깨지기 쉬운 물품들이 손상 받을 수 있으며, 만약 초음파 세척기에 헹굼 과정이 없는 것이라면 손으로 헹구어야 하는 점이다.

3 미용실에서의 소독과 위생방법

널리 이용되고 있는 여러 가지의 멸균과 위생방법들이 있다. 그러나 미용실에서 주로 사용되는 방법은 물리적 소독법으로 고열과 자외선 소독법, 화학소독제를 사용하는 방법이 있다.

1. 물리적 소독법

1) 고열(heating)

(1) 자비소독법(boiling water sterilization)

끓이는 것(boiling)은 습기가 있는 고열로 살균 하는 방법이다. 이 과정은 100℃의 물속에서 10분 이상 끓임으로써 도구들을 소독하는 것이다.

가위, 클리퍼, 면도칼, 도자기, 유리제품에 사용하는 방법이다. 소독할 대상이 금속류인 경우에는 탄산나트륨을 물에 1~2% 넣으면 녹이 스는 것을 방지할 수 있다. 날카로운 칼 종류는 여러 번 가열하면 날이 다소 무뎌지므로 되도록 사용하지 않는다.

그러나 학교와 미용실에서는 이러한 방법을 거의 사용하지 않고 있는데 그 이유는 소비되는 시간이 많고 특히 플라스틱으로 만든 기구들은 변형될 수도 있기 때문이다.

(2) 증기소독법

물을 끓이면서 증기로 소독하는 방법이다. 뚜껑사이로 증기가 새어 나오도록 되어 있어 압력이 높아지지 않는 1기압으로 유지되는 유통증기 소독법과 고압증기 멸균기를 사용하는 고압증기 소독법이 있다. 일반적으로 고압증기 소독법은 병원이나 통조림 제조 공장 등 특수 환경에서 사용된다.

스팀타올, 면포류, 유리, 도자기, 식기 등에 많이 사용한다. 항상 증기의 뜨거운 정도와 용기 내의 온도에 주의하여 완전한 소독을 해야 한다.

(3) 건열멸균법

건열 멸균기를 이용하여 공기를 밀폐시켜 건조한 상태에서 고온열을 가해 소독하는 방법으로 습열법으로 소독할 수 없는 물체를 소독한다.

거즈, 솜, 유리제품 등 수분이 들어가면 안되는 물체를 소독한다.

2) 자외선 소독법

자외선을 이용하여 소독하는 방법으로 증기나 자비소독으로 소독할 수 없는 큰 형체의 소독에 사용한다. 자외선 소독은 물건을 상하지 않게 하면서 모든 균에 효과적이고 소독시 냄새가 없는 장점을 갖고 있다. 반면 물건의 표면에만 소독이 되고 그늘진 곳이나 내부 속까지 살균이 되지 않는 것이 단점이다.

플라스틱, 브러시, 빗, 가위, 기타 미용도구 등에 사용한다. 비춰지지 않은 부위를 수시로 바꿔 주어서 자외선이 골고루 쪼이도록 한다. 그러나 눈이나 피부점막은 직접 쪼이면 유해하므로 주의한다.

2. 화학소독제

살균을 목적으로 사용되는 여러 가지 종류의 화학물질들이 있다. 이러한 것들에는 방부제, 훈증소독제, 그리고 살균제 등이 있다.

방부제와 소독제는 세균의 생장을 억제하거나 지연시키는 것으로 대개가 액체 형태로 된 물질들이다. 방부제는 일반적으로 소독제보다 순하고 약하기 때문에 피부에 사용하기에 더 안전하다. 소독제는 방부제 보다 더 강하므로 취급시에는 주의를 해야 하며 피부에 사용해서는 안 된다.

대부분의 비누나 세제들은 손이나 미용기구들을 세척할 때 방부제의 특성을 나타내지만 비누와 물만으로 철저한 소독을 하기 에는 충분치 못하며 일반적으로 방부제와 함께 사용하여야 한다.

훈증 소독제는 증기에 노출시킴으로써 살균시키는 살균의 한 방법이다. 이것 들은 일반적으로 밀폐된 공간에서 사용되어야 한다.

좋은 소독제품은 사용하기 쉽고, 빨리 반응하며 냄새가 없고 쉽게 변질되지 않으며 경제적이고 사용하기에 안전해야만 한다.

1) 포말린(formalin)

포말린은 방부제나 살균제 중 그 용도에 따라 사용될 수 있는 비교적 안전하고 효과적인 위생처리제이다. 대개, 포말린은 구입시 30~40% 폼알데하이드 액화가스로 구성되어 있으며, 산화 방지를 위해 8~12%의 메탄올을 첨가한 물 또는 분말이나 정제 모양으로 이용되기도 한다. 방부제 및 소독약, 실내소독용으로 쓰며 새집증후군의 원인으로 알려져 있다.

포말린을 흡입할 경우 코의 점막에 피해를 줄 수 있고 피부에 닿게 되면 손상이 일어날 수 있기 때문에 조심스럽게 사용해야 한다. 다량으로 오용한 경우 중추신경의 억제나 호흡곤란, 신장장해 등의 급성 독성이 있으며 발암성도 있다.

포말린은 여러 가지 용도로 사용되는데 20% 또는 10%의 용액은 살균제 역할을 하고, 5%의 용액은 방부제가 된다.

(1) 25% 용액(폼알데하이드 가스 10%와 같은 양)

도구들을 살균하기 위해서 사용한다. 도구들을 용액 안에 최소한 10분 이상 담그어 두었다 사용한다. 포말린 2분량에, 물 5분량으로 희석하여 준비한다. 녹스는 것을 방지하기 위해서 티스푼 1개 분량의 글리세린을 넣는다.

(2) 10%용액(폼알데하이드 가스 4%와 같은 양)

빗과 솔을 살균 처리하기 위해서 사용한다. 이것들을 용액 안에 최소한 20분 정도 담그어 둔다. 티스푼 1개 분량의 포말린을 9개 분량의 물과 희석하여 준비한다.

(3) 5%용액 (2%의 폼알데하이드 가스 4%와 같은 양)

부상당한 부위, 피부상처 그리고 세균감염이 될 만한 곳을 만지고 난 뒤에 손을 깨끗하게 세척하기 위해서 사용한다. 수건, 작업대 위, 의자 등을 위생 처리하기 위해서 사용한다. 티스푼 1개 분량의 포말린을 5개 분량의 물과 희석하여 준비한다.

2) 알코올

알코올은 유기화합물이며 쉽게 사용 가능하므로 미용실, 피부관리실 등에서 많이 사용한다. 가장 일반적인형태는 에탄올이며 이 알코올은 술, 메탄올, 그리고 이소프로필 알코올(소독용 알코올)의 주요성분이다. 70% 이소프로필 알코올이 방부제로 사용하기에 좋다.

사용이 간편하고 독성이 강하며, 사용 후 얼룩이 남지 않지만 값이 비싸고 고무나 플라스틱을 녹일 수 있으며, 포자형성균에는 효력이 없다. 농도가 짙을수록 화재의 위험이 있다.

칼이나 가위 등의 날은 자비소독을 계속하면 무뎌지기 쉬우므로 알코올을 거즈나 탈지면에 묻혀 닦아서 소독한다.

3) 차아염소산나트륨

차아염소산나트륨은 락스라는 상품명으로 알려져있다. 흔히 볼 수 있는 가정용 표백제이며 균체에 염소가 직접 결합하거나 산화함으로써 효력을 발생한다.

강한 살균력과 표백, 방취 효과가 있으며, 값이 싸고 독성이 적지만 직물을 상하게 한다. 또한 자극성이 있고 냄새가 나며, 결핵균에는 거의 효력이 없다. 일광에서 분해되고 오래 보존하면 변질된다.

일반적으로 10%의 용액이 사용되며 도구들을 10분 동안 담그어 두어야 하고 희석하여 사용하기 위해서 사용설명서의 지시를 따라야만 한다.

3. 소독제의 안전조치

소독제 사용자들이 소독제에 접촉했을 때 발생될지 모르는 소독약제에 대한 잠재적인 위험을 제거하기 위해서는 소독제를 사용하는 사람들이 표준 안전규칙들을 이행하고 안전한 환경을 유지하도록 하는 것이 중요하다.

1) 소독약품들을 소량으로 구입하고 공기와 빛과 열에 접촉함으로써 변질되는 것을 피하기 위하여 선선하고 건조된 장소에 보관한다.

2) 소독약품들을 혼합할 때 용법대로 잘 혼합하도록 한다.
3) 소독약품을 혼합할 때 반드시 충분한 통풍이 되도록 한다.
4) 각 제품에 적혀 있는 내용들을 자세히 읽고 지시 내용을 따르도록 한다.
5) 소독약품이나 용액에서 나는 냄새를 직접 맡지 않도록 한다.
6) 소독약품들을 섞을 때 흘리지 않도록 주의한다.

4. 소독제와 방부제 사용시 주의 사항

1) 미용실에서 작업하기 전에 손을 씻고 위생적으로 한다.
2) 반드시 미용실에서 작업을 하기 전에 작업장과 모든 지역을 깨끗하고 위생적으로 한다.
3) 부주의하게 취급하지 않도록 모든 제품과 장비들이 잘 정비되도록 한다.
4) 작업을 마치고 난 뒤에 재사용할 수 있는 모든 물건과 작업장을 철저하고 위생적으로 처리한다.
5) 오염 방지를 위해 용기에서 제품을 덜어서 쓸 때에는 주걱(spatula)을 사용한다. 절대로 손을 사용하지 말고, 일단 한번 떠낸 것은 다시 용기 안에 넣지 않도록 한다.
6) 항상 방부제와 소독제를 봉하고 안전한 장소에 두어야 한다. 분명하게 사용목적, 사용량과 유효기간을 표시하고 다른 제품과 실수하여 혼용되지 않도록 주의한다.

4 미용실에서 주로 사용하는 소독기구

1. 자외선 살균기

자외선 살균기는 화장솔 또는 화장도구들을 위생적으로 유지하는데 효과적이다. 이러한 물건들은 멸균기 안에 넣기 전에 깨끗하게 씻어 두어야 한다. 적절한 사용을 위해서 제조업자의 제품설명서의 지시를 따라야 한다. 전자살균기의 하나인 자외선 살균기는 일단 살균된 기구들을 위생적으로 보관하기 위해서 미용실에서 이용된다.

파장이 짧은 자외선 조사는 대부분의 세균을 파괴할 뿐만 아니라, 직접 눈에 자외선이 조사되면 실명할 수도 있기 때문에 이러한 종류의 장비는 조심스럽게 사용해야 한다.

여러 가지의 살균방법들이 있지만 미용사들이 가장 흔히 사용하는 방법은 비누와 물로 도구들을 깨끗이 세척하고 이들을 알코올 용액 속에 담그어 두었다가 건조시킨 후 자외선 멸균기에 보관하고 사용하는 방법을 많이 사용한다.

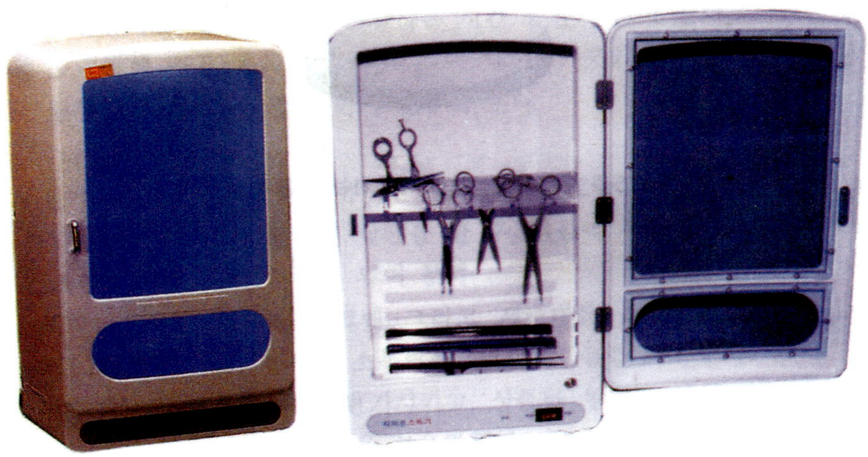

◆ 그림 5-1. 자외선 멸균기

2. 초음파 세척기

약 9,000cycle/sec의 초음파를 이용하여 이 · 미용실을 비롯한 각종 기구 소독에 이용된다.

초음파는 소독할 물체 표면에 초음파 진동에 의한 미세한 거품을 발생시켜 이 거품이 터지며 일시적으로 공동현상(cavitation)을 발생시키는데, 이때 표면의 미세한 이물질이 분리된다. 그래서 초음파 세척기는 자주 깨끗한 물로 교체를 해야하며 물과 세제를 교환한 후에는 큰 물방울로 인한 효과가 저하되므로 한번 작동 시킨 후 사용한다. 기구는 금속망에 담아 용액에 담그며, 플라스틱 바구니는 초음파를 흡수하므로 사용하지 않는다.

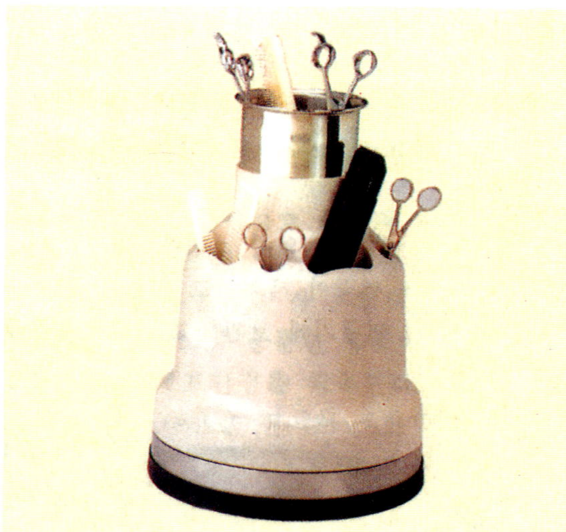

◆ 그림 5-2. 미용실에서 사용하는 초음파 세척기

5 기구별 소독과 위생방법

1. 유리기구, 도자기제품

안정적인 재질이므로 모든 소독 방법을 사용해도 좋다. 사용목적과 대상에 따라서 소독하기 쉬운 방법을 선택한다.

2. 금속제품

미용에 사용하는 금속제품은 주로 철, 알루미늄 등인데 이들 금속제품은 승홍수와 같이 중금속이온을 포함한 용액이나 강산, 알칼리성 용액에서 부식되므로 주의해야 한다. 장시간 소독제를 묻혀두거나 산화제와 접촉하게 해서는 안된다. 크레졸수, 페놀수, 포말린, 역성비누액, 에탄올로 닦는 법과 자외선 등으로 소독한다.

3. 셀룰로이드, 고무제품, 플라스틱 제품

이런 제품은 열이나 소독제에 의한 소독으로 인해 변질 또는 변형되기 쉬우므로 주의해야 한다. 소독할 물건 중에는 알코올, 크레졸수 등에 용해되거나 소독액의 냄새가 없어지지 않는 경우도 있으므로 주의한다. 고무나 플라스틱 제품은 초음파를 흡수하는 성질이 있어서 초음파 세척기로 소독하면 효과가 없다.

일반적으로 0.5%의 역성비누액에 의한 소독이나 자외선에 의한 소독이 적당하다.

4. 섬유제품

섬유제품은 면, 마 등의 식물성 섬유와 명주, 울 등의 동물성 섬유, 나일론, 폴리에스터 등의 화학섬유로 나눌 수 있으며, 염색한 것과 염색하지 않은 것으로 각각 나눌 수 있는데 소독할 때 각각의 특성들을 고려하여야 한다. 일반적으로 소독 후 약품의 색이나 냄새가 남지 않고 섬유가 상하지 않는 소독법을 선택한다.

5. 종이제품

사용한 종이제품은 보통 소각하거나 폐기해야 하지만 재사용할 필요가 있을 경우 재질이나 형태가 손상되지 않도록 주의한다.

6. 나무, 뿔, 상아 등의 제품

열에 접촉되거나 장시간 소독약에 담가두면 변형되기 쉬운 것도 있고 소독약의 냄새가 배기 쉬우니 주의한다. 적당한 소독법은 3%정도의 역성비누액으로 닦는 방법이 효과적이다. 자외선을 이용한 소독법도 있다.

7. 가죽 제품

열이나 소독제에 의해서 재질이 상하지 않도록 주의한다. 소독용 에탄올, 3%의 역성비누액으로 닦는 법 등이 있다.

8. 손가락, 피부

피부조직에 자극이 적은 소독제를 선택한다. 일차적 접촉피부염은 약물의 농도가 높을수록 일어나기 쉬우므로 에탄올이나 역성비누액 등 자극성이 약한 소독제로 기구 등과 같은 농도로 사용한다.

일반적으로 3% 역성비누액, 소독용 양성계면활성제의 수용액, 소독용 에탄올 등을 사용한다.

9. 하수구, 쓰레기통

외부와의 차단효과와 살충효과가 있는 소독제가 좋다. 하수구의 경우 배관을 부식시킬 수 있으므로 승홍수와 같이 중금속이온을 포함한 용액이나 강산, 알칼리성 용액으로 소독하지 않는다. 생석회, 차아염소산나트륨 등을 사용한다.

10. 브러시, 빗류

브러시, 빗류는 그 재질이나 성질에 따라 변형이나 변질될 우려가 없는지 주의해야 한다. 에탄올, 역성비누액 등을 사용하고 증기소독이나 자비소독은 하지 않는다.

6 미용실에서의 개인위생

1. 개요

미용실의 위생처리는 공중의 건강을 증진시키고 감염된 질병의 확산을 막기 위한 방법들을 적용시키는 것이다. 위생처리의 중요성은 아무리 강조해도 지나치지 않다.

다양한 고객들을 수시로 접촉하는 미용사들은 연쇄적인 감염 전파를 지속적으로 방지할 책임이 있다. 병원미생물들을 전파시키는 가장 흔한 인체 부위는 씻지 않은 손이며, 의복과 머리카락도 간접적인 감염의 원인이 될 수 있다. 또한 감기, 인후염 또는 전염성 피부 병소를 갖고 있는 미용사로부터 고객에게 자신의 질병을 감염시킬 수 있다는 것을 기억해야 한다. 이런 질병의 전파를 예방할 수 있는 기본적 기술들은 비교적 간단하지만 문제는 항상 신중하고 지속적으로 실행해야 한다는 점이다.

2. 손씻기(hand washing)

손을 씻는 것은 병원미생물이 전파되는 것을 방지하는 가장 중요한 수단이다. 미용실에서는 직원과 고객에게 손씻는 시설을 제공해야 한다.

씻은 손을 닦기 위해 일회용 종이 타월을 사용하는 것이 천으로 된 타월보다 좋다. 이는 사용 후에 젖은 타월에서 제거되지 않은 병원미생물이 다시 증식할 수 있기 때문이다. 손톱은 짧게 하고 세심하게 관리하도록 한다.

3. 위생복(gown)

위생복을 사용하는 것은 많은 상황에서, 특히 병원미생물과 염색약 등에 오염되는 것으로부터 옷과 팔을 보호한다. 따라서 만약 젖었거나 더럽혀져 있다면 깨끗하게 세탁하여 건조시켜야 한다.

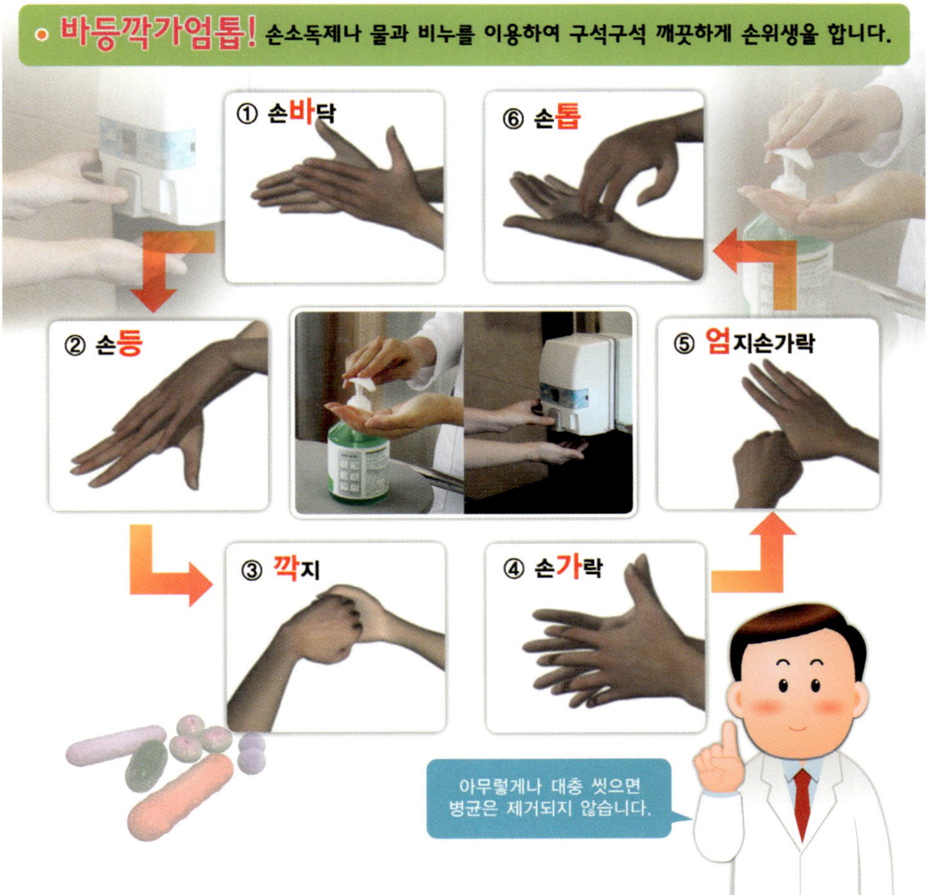

◆ 그림 5-3. 손씻는 순서 (출처 : 질병관리본부)

4. 마스크

마스크는 공기를 매개로 미생물이 전파되는 것을 막아 주기 때문에 고객과 가까이 접근할 때에 필요하다. 그러나 마스크의 사용에는 한계가 있으며, 마스크를 사용한 후에 마스크를 만지거나 착용한 후에는 손을 깨끗이 씻어야 하고 마스크는 항상 청결해야 한다.

위생을 위해서 되도록 부직포로 된 1회용 마스크를 사용하는 것이 좋다.

5. 개인 위생

미용사는 감염성 질환 및 피부 질환을 앓고 있는 동안 작업을 금해야 하며, 미용실에는 업무 중 고객 이외의 사람을 함부로 출입시키지 않는다. 종업원은 항상 깨끗한 유니폼을 착용하고 출근용과 작업용을 구별하여 복장으로 인한 오염이나 질병의 감염을 예방하도록 한다.

장신구나 액세서리는 업무에 방해되지 않도록 하며, 작업하기 전에 손을 깨끗이 씻는다. 만일 피부 질환이 있는 고객을 접촉한 후에는 소독을 철저히 한다. 미용사의 손은 산, 알칼리, 계면활성제 같은 여러 가지 약품이나 끓는 물, 자외선 등에 노출되기 쉬우므로 피부 질환에 대한 예방에 주의를 기울여야 하며, 피부에 세균이 감염될 위험이 높으므로 작업장과 미용기기 및 도구의 위생과 소독처리에 유의한다. 신체와 두발은 청결을 유지하며, 헤어스타일과 메이크업은 청결하고 단정하게 한다.

미용사는 땀에 의한 오염이나 체취에 주의하여 구취가 나지 않도록 하며, 정해진 장소 이외의 곳에서 옷을 갈아입거나 흡연 및 식사를 하지 않도록 한다.

6. 미용실 내부

1) 먹는 물

마시기 위한 목적의 물은 냄새가 없고, 색깔이 없으며 어떤 외부의 오염이 없어야 한다. 먹는물관리법에서의 "먹는물"이란 먹는 데에 통상 사용하는 자연 상태의 물, 자연 상태의 물을 먹기에 적합하도록 처리한 수돗물, 먹는샘물, 먹는염지하수, 먹는해양심층수 등을 말한다.

2) 실내공기

미용실의 공기는 펌과 염색 시술에 따른 치오글리콜산 암모늄 (Ammonium Thioglycolate) 등으로 인한 냄새 및 인공적인 향, 각종 화학물 등으로 인한 냄새 등으로

불쾌감을 일으키며, 많은 사람들의 호흡으로 인한 이산화탄소 배출 등으로 오염되어 있다.

따라서 미용실은 온도와 습도가 적당해야 하며, 통풍이 잘되어야 함은 물론 나쁜 냄새가 나서도 안 된다. 외부의 맑은 공기가 유입될 수 있도록 환기 장치를 설치하고, 에어컨으로 통풍 및 온도, 습도를 조절해 준다. 적정 실내온도는 여름엔 26~28℃, 겨울엔 18~20℃ 이다. 에어컨의 여과필터는 정기적으로 관리해야 한다.

3) 감염방지

감염병에 감염된 사람은 다른 사람들에 대한 감염원이 되기 때문에 감기같은 어떤 감염병에 걸린 미용사들은 고객을 대상으로 일을 해서는 안 된다. 마찬가지로 분명한 감염병을 앓고 있는 고객들을 미용실에 있게 해서도 안 된다.

신체간의 접촉, 감염된 혈액 접촉 그리고 재채기, 기침 등을 통해 병원체가 침입하는 직접전파 방식의 감염병은 미용사들에게 있어서 가장 위험에 노출되어 있는 감염병이다.

따라서 접촉에 의해 감염을 막기 위해서 미용사는 여드름 제거와 같은 작업을 하는 동안에는 1회용 고무장갑이나 비닐장갑을 착용해야 한다.

7. 벽, 바닥과 가구청소

오염물질이 많이 묻어있는 바닥 표면을 중점적으로 청소하며, 벽은 더러워질 때마다 그리고 얼룩이 튀거나 쏟아질 때마다 오염물질을 즉시 제거하도록 하여야 한다. 바닥 청소 시 마른 비질은 먼지를 일으켜 공기 중에 미생물이 퍼지도록 하므로 되도록이면 사용하지 않도록 하며 걸레나 막대걸레는 털거나 흔들지 않도록 한다.

탁자 위, 의자는 항상 깨끗이 닦아 정돈하고 거울은 얼룩이 생기지 않도록 한다. 샴푸대는 머리카락이 끼어있지 않도록 자주 제거해주며, 표면을 세제와 락스 등 소독제로 세척한다.

7 미용실의 환경 위생 규칙

1) 살균기 내의 화학용액들을 자주 교환한다.
2) 사용할 때까지는 살균용액 또는 건조한 자외선 살균기 속에 미용 도구들을 보관하도록 한다.
3) 고객에게 사용된 모든 도구들은 살균한다.
4) 사용하는 동안 모든 도구들은 위생적인 용기 안에 넣어 둔다.
5) 고객에게 작업을 하기 전후에 모든 수건과 다른 물건들을 위생 처리한다.
6) 고객들에게 사용하고 난 모든 설비들을 알코올이나 다른 소독 용액으로 적신 면패드로 씻어 내고 닦아서 소독한다.
7) 모든 위생적인 영업들은 미용 위생 법규에 나온 규정들을 따라야 한다.
8) 모든 미용실은 밝고, 따뜻하고, 적절한 통풍으로 신선하며 깨끗하고, 위생적인 환경이 유지되어야 한다.
9) 미용실 안의 벽과, 커튼, 그리고 바닥을 자주 청소하여 청결을 유지해야 한다.
10) 모든 설비에는 흐르는 냉·온수가 공급되어야 하며, 마시는 물(일회용 물컵이 있는)과 같은 식수설비가 제공되어야 한다.
11) 모든 배관 설치물들은 적절하게 설치되고 유지되어야만 한다.
12) 건물 내에 쥐와 파리 그리고 다른 해충들이 없어야 한다.
13) 미용실이 요리와 숙소 등의 생활 공간으로 사용하지 않도록 한다.
14) 바닥에 떨어진 쓰레기는 즉시 주워서 밀폐된 용기 안에 두어야 하며, 쓰레기통은 자주 깨끗하게 비워 쓰레기가 없게 해야 한다.
15) 화장실은 청결을 유지하고 비눗물, 종이 수건, 휴지, 밀폐된 쓰레기통은 물론 화장지를 준비해 두어야 한다.
16) 미용사는 고객에게 피부 관리를 시작하기 전, 후 그리고 화장실을 사용 하고 난 뒤에 손을 철저하게 씻고 소독해야 한다.
17) 새로 세탁한 수건과 종이 수건들은 고객들을 위해서 준비되어야 한다.
18) 깨끗한 수건을 고객들의 받침대에 하나 하나씩 두어야 한다.

19) 화장 케이프(cape)와 같은 플라스틱 제품을 사용할 때에는, 고객의 피부에 직접 닿지 않도록 해야 한다.
20) 자주 사용하는 분첩, 립스틱 용기, 얼굴에 사용하는 기구, 눈화장 시에 사용하는 면봉, 속눈썹을 칠하는 솔, 눈화장 연필과 솔, 이와 유사한 제품은 어떤 것이라도 반드시 소독해서 사용해야 한다.
21) 로션, 크림, 분말, 그리고 이와 유사한 화장품들은 깨끗한 밀폐용기 안에 두어야 한다. 용기 안에 있는 제품을 사용할 때에는 손가락이 아닌 주걱(spatula)을 사용해야 하며, 살균한 거즈 또는 화장용 스펀지로 로션과 분말을 바른다. 화장품 용기는 항상 뚜껑을 닫도록 하며, 용기안의 제품을 다 쓰더라도 다른 제품을 용기 안에 넣어서는 안된다.
22) 모든 더러워진 물건과 사용한 것들은 사용 후 즉시 작업장에서 치워야 한다. 사용한 물건과 사용하지 않은 위생적인 것들이 섞여서는 안된다.
23) 일단 고객이 착용한 가운이나 머리띠는 다시 세탁해서 소독이 될 때까지 다른 고객에게 사용하지 않도록 한다.
24) 피부 미용을 하거나 메이크업을 할 때 사용된 모든 도구들과 물건들은 세척하고 위생 처리하여 밀폐된 용기나 캐비넷 위생기 안에 보관한다.
25) 미용사는 작업을 하면서 자신의 얼굴이나 머리카락이 고객의 얼굴에 닿지 않도록 해야 한다. 또한 접촉이 필요해서 고객의 몸에 손을 대거나 미용 도구나 물건들에 접촉을 하기 전에는 손을 소독해야 한다.
26) 어떠한 애완동물도 미용실에 들어오는 것을 허용해서는 안 된다.

8 소독약품 사용상의 주의 및 부작용

다음은 소독약품 사용 시에 발생될지도 모르는 소독약품에 대한 잠재적인 위험에 대한 표준 안전규칙이다.

1) 소독약품은 너무 많지 않은 적절한 양을 구입하며, 변질되는 것을 피하기 위하여 어둡고 건조하며 서늘한 곳에 보관한다.
2) 소독약품들을 혼합할 때에는 흘리지 않도록 주의하며, 용량을 잘 계산하도록 한다.
3) 소독약품을 혼합할 때에는 반드시 충분한 통풍이 되도록 하며, 안전을 위해 고무장갑과 보안경을 착용한다. 피부와 접촉하면 발진, 발적 등의 과민 증상을 일으킬 수 있으며, 눈에 들어갔을 경우에는 실명의 위험이 있으므로 즉시 물로 씻어내고 전문의의 처치를 받도록 한다.
4) 모든 용기들은 내용물의 현황을 적어서 부착한 후 보관한다.
5) 각 제품에 적혀 있는 내용들을 자세히 읽고 지시 내용을 따른다.
6) 인체에 복용은 금지한다.
7) 소독제 원액의 증기는 눈, 호흡기 등의 점막을 자극하므로 흡입 또는 접촉되지 않도록 주의한다.
8) 건물 내부 등을 소독할 경우 보안경, 장갑, 마스크 등의 보호구를 착용하고, 단시간(30분 이내)에 작업을 끝낸다.
9) 원액은 반드시 용법대로 희석하여 사용하도록 한다.
10) 원액은 의류에 직접 묻지 않도록 주의하며 금속용기에 담지 않는다.
11) 어린이의 손에 닿지 않는 곳에 보관한다.
12) 약품을 취급하는 용기류는 항상 청결한 것을 이용한다.
13) 손 세척에 이용하는 희석액은 매일 새로운 용액으로 바꾼다.
14) 손 세척 방법은 설치장소, 사용한 사람 수, 사용자 손의 오염여부, 취급하는 방법(비누를 이용하여 흐르는 물에서 충분히 세척한 후 소독) 등에 따라 다르므로 주의한다.
15) 소독을 위해 기구를 담가 두는 희석수용액은 사용빈도에 따라 다르지만 매주 새로운 용액으로 바꾸도록 한다.

9 이용기구 및 미용기구의 소독기준 및 방법

공중위생관리법 시행규칙에서는 이용기구 및 미용기구의 소독기준 및 방법에 대해 구체적으로 그 기준을 제시하고 있다.

이용기구 및 미용기구의 소독기준 및 방법

Ⅰ. 일반기준

1. 자외선소독 : 1㎠당 85㎼ 이상의 자외선을 20분 이상 쬐어준다.
2. 건열멸균소독 : 섭씨 100℃ 이상의 건조한 열에 20분 이상 쐬어준다.
3. 증기소독 : 섭씨 100℃ 이상의 습한 열에 20분 이상 쐬어준다
4. 열탕소독 : 섭씨 100℃ 이상의 물속에 10분 이상 끓여준다.
5. 석탄산수소독 : 석탄산수(석탄산 3%, 물 97%의 수용액을 말한다)에 10분 이상 담가둔다.
6. 크레졸소독 : 크레졸수(크레졸 3%, 물 97%의 수용액을 말한다)에 10분 이상 담가둔다.
7. 에탄올소독 : 에탄올수용액(에탄올이 70%인 수용액을 말한다. 이하 이 호에서 같다)에 10분 이상 담가두거나 에탄올수용액을 머금은 면 또는 거즈로 기구의 표면을 닦아준다.

Ⅱ. 개별기준

이용기구 및 미용기구의 종류, 재질 및 용도에 따른 구체적인 소독기준 및 방법은 보건복지부장관이 정하여 고시한다.

Chapter 06

감염과 면역

인간의 생활과 미생물
감염(infection)
감염에 대한 숙주의 방어기전
감염질환의 형성과정

Chapter 06

감염과 면역

학습목표

- 병원미생물과 인간 질병과의 관계를 이해한다.
- 병원미생물 감염에 대한 숙주의 방어 기구를 알아야 한다.
- 질병의 전파 경로를 알아야 한다.

1 인간의 생활과 미생물

1. 인간과 미생물

인간은 수억년의 진화과정 속에서 지속적으로 미생물에 노출되어 살아왔다. 이로 인해 인간은 미생물이 침입했을 때 인지하는 능력과 이를 효율적으로 방어하고 제거하도록 진화해 왔다. 이러한 인지, 방어 능력이 결여될 경우 인간은 질병에 걸리게 되고 사망에 이르기도 하였다.

생명이 존재하기 어려운 일부 극한적 환경을 제외하고는 우리들이 사는 지구상의 어느 곳에나 미생물은 서식하고 있으며 그 범위는 대단히 넓고, 상식적으로는 극한적이라고 밖에 생각할 수 없는 곳에도 미생물이 존재한다. 예를 들어 90℃를 넘는 온천 속에서도 세균을 찾아볼 수 있으며, 강한 산성이나 알칼리성 환경, 또 30% 이상의 식염이 함유된 수중에서도 생활하는 특수한 세균도 있다.

동식물체도 역시 미생물의 관점에서는 서식할 수 있는 하나의 환경인 셈이므로 각각의 미생물총이 동식물체와 공생이나 기생의 관계를 유지하며 존재하고 있다. 즉 숙주와 미생물이 서로 이익을 얻는 상리공생(mutualism) 의 관계이거나 한쪽은 이익을 얻지만 다른 한쪽은 이익도 불이익도 없는 편리공생(commensalism)의 관계, 또는 한쪽은 이익을 얻지만 다른 한쪽은 피해를 입는 기생(parasitism)의 관계를 유지하게 된다.

여기서는 각 환경에 존재하는 미생물과 이 중 인간에게 질병을 일으키는 병원성 미생물에 대해 다루도록 한다.

1) 토양

가장 풍부한 미생물총을 보유하고 있는 것은 토양이다. 조건에 따라 다르지만 일반적으로 세균(bacteria)이 가장 많고, 그 다음으로 균류(fungus), 조류(algae), 원생동물(protozoa)의 순으로 많이 존재한다.

이들은 동식물의 사체나 배설물의 분해, 공기 중의 질소의 고정($N_2 \rightarrow NH_3$), 질소화($NH_3 \rightarrow NO_3$) 등의 작용을 하면서, 토양을 비옥하게 하고 물질순환에 있어서 많은 역할을 하고 있다. 즉 토양 미생물의 역할 없이는 식물의 생육은 있을 수 없으며 따라서 동물도 존재할 수가 없다.

그러나 토양 중의 미생물은 사람의 질병과도 관계가 있다. 파상풍균(*Clostridium tetani*), 클로스트리듐퍼프린젠스(*Clostridium perfringens*), 보튤리늄균(*Clostridium botulinum*) 등의 편성혐기성의 병원성 세균과 슈도모나스(*Pseudomonas*), 세라티아(*Serratia*) 등의 기회감염성 세균, 병원성 진균인 콕시디오이데스이미티스(*Coccidioides immitis*) 등은 원래 토양 중에 서식하는 미생물이지만 사람에게 감염증을 일으키기도 한다. 또 탄저균이나 파상풍균처럼 본래 토양미생물이 아닌 병원미생물이 장기간 토양 중에 생존하면서 인체에 감염증을 유발하는 경우도 있다.

2) 물

토양 다음으로 많은 미생물들이 서식하고 있는 곳은 물이다. 해양, 하천, 호수, 하수 등 여러 환경에서 서식한다. 또한 같은 해양이라 해도 온도, 염도 차이 등으로 인해 환경이 달라지므로 미생물의 분포는 다르다. 물에서는 세균, 조류 및 원생동물이 대부분을 차지하고 있다. 토양에서와 같이 수중에서도 이들 미생물이 유기물을 분해하는 역할을 수행하여 물질 순환에 기여하고 있다.

수중의 미생물 중 병원미생물로는 먼저 담수 중에 널리 분포하고 있는 슈도모나스, 세라티아 등(이들은 앞에서 설명한 바와 같이 토양 중에도 서식한다)이 있다. 이들은 기회병원체(opportunisitic causative agent)로 중요하다. 식중독균인 장염 비브리오(*Vibrio parahaemolyticus*)는 해수 중에 존재하는 병원미생물이다.

원래는 수중 미생물이 아닌 병원미생물이 물을 통하여 전파되어 많은 사람에게 질병을 일으키게 되는데 이를 수인성 감염병이라고 한다. 이질균, 장티푸스균, 파라티푸스균, 콜레라균, A형간염 virus 등의 소화기계의 감염증이 많으며, 소화기계 감염은 물론 오염된 수중에 맨발로 들어가면 피부의 상처로도 감염되는 비브리오패혈증(*Vibrio vulnificus*)와 같은 예도 있다.

3) 공기

공기 중에도 상당히 많은 미생물이 있으나 원래 공기 중에 존재하는 미생물이 아니라 대부분은 토양 중의 미생물이 바람에 날려 건조한 환경이나 자외선에 저항력이 강한 것이 살아남아 있는 것이다. 이러한 세균으로는 간균(*bacillus*), *Clostridium* 속의 아포(spore), 그람양성구균이 대부분이고, 그 외에 곰팡이 아포(spore)가 주된 것이다. 공기 중의 미생물 중에 병원미생물은 공기를 통해 비말감염(droplet infection)을 일으킨다. 보통 결핵, 유행성 감기, 백일해, 디프테리아, 폐렴 등이 이에 속한다.

2 감염(infection)

미생물이 숙주내로 침입(invasion)하여 증식(multiplication)하는 상태를 감염(infection)이라고 한다. 하지만 인체의 면역기능 등 방어능에 의해 대부분 병원미생물은 오랫동안 인체 내부에 존재하지 못하고 제거되어 증상이 나타나는 경우가 드물며, 임상증상을 나타내는 경우를 감염질환이라고 한다. 하지만 증상이 나타나지 않았다고 해서 감염이 되지 않았다고 할 수 없는데, 이는 무증상 감염의 가능성도 있기 때문이다. 무증상 감염은 공중보건학적으로 큰 문제가 된다. 무증상 감염자는 감염된 병원미생물을 타인에게 전파할 수 있기 때문이다. 예를 들면 구강점막의 단순포진(herpes simplex)은 무증상 감염을 일으키는 예가 많다.

병원체가 감염 및 발증, 즉 질병을 유발시키거나 또는 감염증을 나타낼 수 있는 능력을 **병원성**(pathogenicity)이라 한다. 병원성은 **병독력**(virulence), **전파성**(communicability), **침투성**(invasiveness), **다원성**(multiplicity) 및 **독소 생산성**(toxigenicity) 등의 **종합적인 표현**이다.

병독력(virulence)이란, 발병시킬 수 있는 정도의 개념이 포함된 것으로 그 양이 소수일지라도 병독력이 강하면 병원성이 발휘된다. 미생물에 감염된 숙주가 장애를 받을 때 **현성감염**(apparent infection)이라하고, 미생물이 숙주 체내로 침입하여 증식하여도 발증하지 않고 단지 면역만을 얻게 되는 것을 **불현성감염**(inapparent infection)이라 한다. 불현성감염이 만성결과를 밟아 장기간에 걸쳐 병원체와 숙주 간에 서로 평형관계로 유지할 때 이 상태를 **잠복감염**(latent infection)이라고 한다.

숙주의 저항성 또는 감염성 질병의 관계는 다음 식으로 성립된다.

$$\text{감염성 질병(또는 건강하지 못함)형성} = \frac{\text{기생체의 독력} \times \text{기생체의 수}}{\text{숙주의 저항}}$$

이와 같은 등식은 질병의 성립이 독력과 숙주 저항에 의존된다는 것을 의미하므로 숙주의 건강과 질병의 감염은 숙주의 저항성에 대하여 어느 정도의 독력을 가진 기생체가 침입하느냐에 달려 있다.

1. 세균의 발병기전

세균의 병독력은 병원미생물이 감염증을 일으킬 수 있는 능력의 정도를 말하며, 여기에는 부착성, 침투성, 독소 생산성 등과 같은 결정인자가 있다.

1) 부착성

병원균이 생체에 부착하고 정착하는데 사용하는 인자를 부착인자라 한다. 부착되지 않은 병원미생물은 점액이나 조직 표면을 세척하는 기타 액체들에 의해 씻겨져 나가게 되기 때문에 강하고 안정된 부착인자를 가진 병원미생물이 병원체가 된다. 이러한 부착은 감염의 초기단계이다. 주요 부착인자는 섬모나 세균의 다당체 기질 등이 있다.

2) 침투성

미생물이 생체내에 침입하여 숙주의 방어기능에 저항하고 증식하여 퍼져 나가는 능력을 침투성(invasiveness)이라 한다. 특히 미생물이 침입하여 증식한 후 주위의 조직, 특히 혈류 속에 침입하여 전신감염을 일으키는 경우에는 침투성이 강하다고 한다. 페스트균, 탄저균, 장티푸스균 등은 이와 같은 균이다.

3) 독소 생산성

침입국소에서만 증식하는 침습력이 약한 세균임에도 불구하고 미량으로도 극히 유해한 독소(toxin)를 생산하며, 그 독소가 혈중으로 들어가서 특정 표적장기에 도달하면 고유의 작용을 발휘하여 그 독소 특유의 병변을 일으키는 세균이 있다. 파상풍균, 디프테리아균 등의 세포외 기생균이 그 대표적인 예이다.

일반적으로 미생물의 대사산물이나 구성성분 중에 생체에 장애를 주는 것을 독소(toxin)라고 하고, 균체내에서 생산되어 균체외로 분비하는 것을 외독소(exotoxin), 균체성분으로서 균체가 파괴되었을 때 유리되는 것을 내독소(endotoxin)라 한다. 단순히 독소라 함은 보통 외독소를 말한다.

이러한 독성 물질을 생산할 수 있는 미생물의 능력을 독소 생산성이라고 한다.

2. 바이러스의 발병기전

세균에 비해 바이러스의 발병기전은 많이 밝혀져 있지 않다. 바이러스는 세균에 비해 크기가 작아서 육안으로 관찰하기 힘들고 구조가 단순하며 생산하는 산물도 거의 없기 때문이다. 최근 분자생물학적 방법으로 발병기전이 밝혀지기 시작하였다.

바이러스의 감염도 세균과 마찬가지로 숙주에 침입하여 증식하는 초기 단계를 거치며, 숙주의 다른 부위로 전파된다. 일부 바이러스는 숙주의 면역 방어기전을 회피하여 지속감염 및 잠복감염을 일으키며, HIV 같은 경우는 면역 세포인 T 림프구(T lymphocyte)를 직접 감염시키기도 한다.

바이러스에 감염되려면 바이러스가 적절한 경로로 침입해야 하고 이 바이러스와 감수성이 있는 세포들 사이에 효율적인 접촉이 가능해야 한다. 바이러스의 감염 경로 중 감수성이 있는 세포의 세포막 표면에 바이러스가 부착하는 방식으로는 기도, 결막, 점막 상피세포에 부착하는 방식이 있다. 또한 피부나 점막 등에 열린 상처로 침입하기도 하고 모기나 진드기 등을 통해 바이러스가 혈액으로 직접 주입되는 경우가 있다.

3 감염에 대한 숙주의 방어기전

1. 개요

감염이나 발증을 일으키는 능력을 미생물 측면에서 보면 **병원성**(pathogenicity)으로 표현되지만, 숙주 측에서 보면 **감수성**(susceptibility)으로 표현된다. 생체에 따라 병원체에 대한 감수성은 각각 다르며, 동일한 병원체를 동일량, 동일조건으로 감염시켰다 하더라도 발병할 경우와 발병하지 않는 경우가 있다. 이와 같이 감수성은 숙주의 정신적, 육체적 피로, 영양의 과잉 또는 결핍, 순환기계 장애, 알코올 중독 등 여러 가지 생리적 조건에 따라 변동된다. 이 밖에도 유전, 성별, 연령 등에 따라서도 달라진다.

정상적인 생체는 병원체가 조직 내로 침입하는 데에 **저항성**(resistance)또는 **숙주 방어기전**(host defence mechanism)을 항상 발휘한다.

2. 숙주의 방어기전

인간은 미생물에 의한 감염에 대해 방어할 수 있는 많은 방어 시스템을 가지고 있다. 방어의 최우선 단계는 비특이적(nonspecific) 방어로서 정상적인 숙주가 태어날 때부터 가지고 있는 저항성으로, 면역기구에 의존치 않고 광범위한 미생물에 비선택적으로 작용한다. 흔히 자연저항성이라고 한다.

이와는 반대로 숙주가 미생물 또는 미생물에서 유래되는 물질에 접촉함으로써 후천적으로 획득하는 저항성이 있는데 이를 특이적 감염방어기구라 한다. 면역기구에 의해 특정 미생물에만 선택적으로 작용하고 획득면역이라고도 한다. 미생물에 따라서는 다른 숙주가 스스로 획득한 면역을 빌려쓸 수도 있다.

1) 물리적 장벽

건강한 사람의 피부나 점막 등의 물리적인 외부 보호 장벽은 병원미생물이 체내로 침입하는 것을 방어한다.

피부는 강하고 두꺼울 뿐만 아니라, 피부 분비물은 살균작용을 함으로써 세균의 침입에 대해 **물리적 장벽**(mechanical barrier)으로 작용한다. 피부의 가장 바깥 표면은 미생물의 효소에 의해 쉽게 분해되지 않는 단백질인 케라틴(keratin)으로 구성되어 있다. 만일 피부에 상처가 생기면 병원균은 그곳을 통해서 침입하고 피하조직에 증식하며, 염증과 고름(pus)을 형성하게 된다.

이와 같은 피부의 손상은 병원균 감염의 원인이 되므로 특히 고객과 접촉이 잦은 미용사들은 피부에 대해서 특별히 관심을 가져야 한다.

호흡기계는 병원성 미생물의 침입에 대해 상부호흡기계의 코와 인두를 따라 섬모와 점액(mucus) 분비물에 의해 부분적으로 보호된다. 미생물, 먼지, 꽃가루 및 기타 이물질들은 점액과 섞여 호흡기계의 내층을 구성하는 섬모상피세포에 의해 체외로 배출된다. 재채기나 기침은 호흡기계를 통해 들어오는 많은 미생물을 제거하는 방어방법이기도 하다.

눈의 결막(conjunctiva)에서는 눈꺼풀 운동과 눈물로 눈에 들어온 미생물을 씻어내고 눈물관을 통해서 코 속으로 운반한다. 또 눈물 속에는 라이소자임(lysozyme)이라는 살균효소가 많이 함유되어 있다.

위장은 위산과 기타 점액, 담즙(bile) 등에 의해 어느 정도 보호 작용을 받는다. 그러나 우유와 계란 같은 음식물을 섭취하여 위의 산도가 저하됐을 때에는 그 보호 작용이 저하되는 수도 있다.

창자 안에서의 살균작용은 장벽에서 분비되는 점액이 중요한 방어기전의 역할을 한다. 담즙은 여러 가지 균에 대해서 살균작용을 한다.

생식기의 점막은 두꺼운 상피층과 산, 그리고 점액성 분비물에 의해서 미생물의 침입을 억제하고 있다.

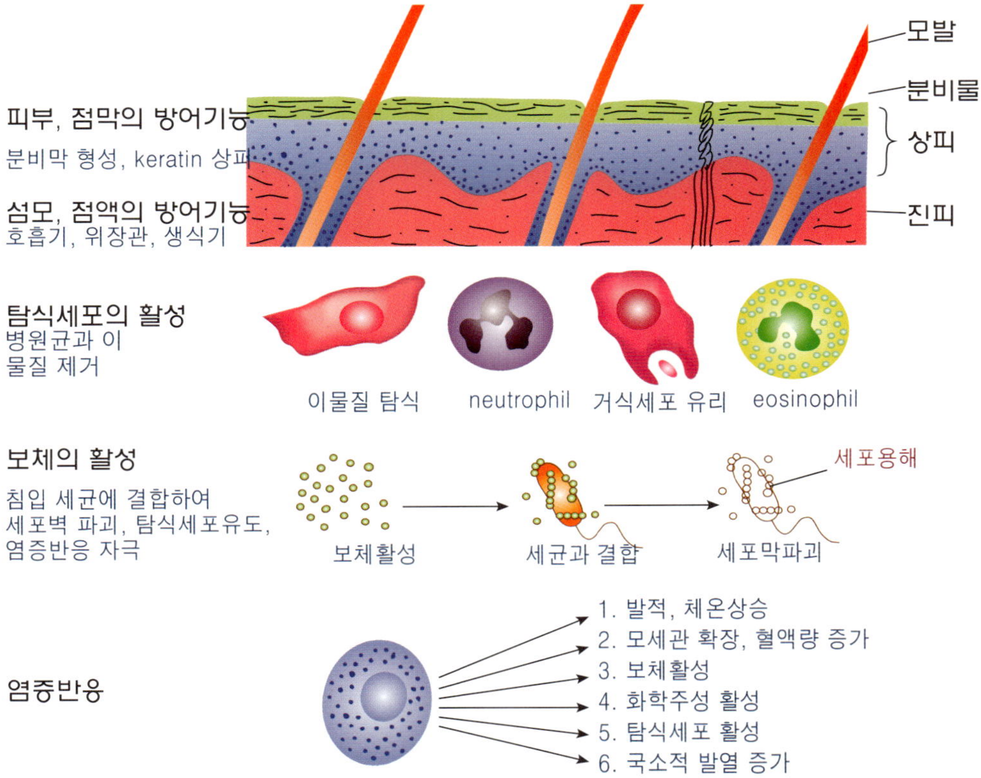

◆ 그림 6-1. 인체에 비특이적 방어기전

2) 화학적 방어기구

라이소자임(lysozyme)은 타액, 눈물, 점액을 포함한 각종 체액에서 발견되며 이 효소는 세균의 세포벽을 분해한다. 락토페린(lactoferrin)은 눈물, 정액, 모유, 담즙 그리고 코, 인두, 기관지, 자궁경부 및 소장점막의 분비물에 존재한다.

위산은 인체의 세균침입을 방지하기 위해 작용하는 또 다른 화학적 장벽을 제공한다. 소화기관을 지나가는 대부분의 미생물은 위의 낮은 pH(보통 1.0~2.0)에서 견디어 낼 수 없다. 따라서 미생물은 위를 통과하면서 대부분 제거된다. 장내에 있는 담즙과 소화효소는 살아 있는 미생물을 분해시킬 수 있는 효소이다. 그 결과 창자에 들어가는 미생물은 극소수에 불과하다.

비뇨생식기관은 점액의 분비, 낮은 pH(4.0~4.5), 높은 염도, 항균효소의 존재 등 여러 가지 화학적 방어기전에 따라 병원미생물로부터 보호된다. 또한 피부 표면은 미생물의 성장을 억제하는 높은 농도의 염분과 지방산에 의해 pH 4.5~5.5를 형성하여 미생물의 감염으로부터 보호된다.

3) 사람의 정상균무리

특정한 신체조직에 질병을 유발하지 않으면서 정상적으로 존재하는 미생물 그룹을 정상균무리(normal flora)라고 정의한다. 사람의 여러 표면 조직에는 정상균무리가 있어 질병유발성 병원균의 서식 및 침입을 방어한다. 비뇨생식기계에 서식하는 정상균무리는 병원성 미생물의 생장을 억제할 수 있는 항균성 물질을 만들기도 한다.

◆ **표 6-1. 사람의 정상균무리**

해부학적 위치	정상균	고려할 사항
피부	Staphylococci(*S.epidermidis, S.aureus*) Streptococci(S. viridans, 비용혈성 연쇄상구균) Enterococci Anaerobic cocci(*Peptococcus* 와 *Petostreptococcus*) Corynebacteria(diphtheroid bacilli) Gram-negative enteric bacilli (*Escherichia* 와 *Enterobacter species*) Mycobacteria(acid-fast bacilli) Yeasts, fungi	노출된 피부는 많은 세균들의 서식처가 될 수 있는데, 이것은 몇시간 며칠 또는 몇주간 지속되기도 한다. 일시적으로 세균들은 쉽게 제거되지만 숫자의 감소는 일시적 현상이다.
결막	*Staphylococcus epidermidis* Streptococci(viridans 와 nonhemolytic strep) *Moraxella*(*Branhamella*) *catarrhalis* *Neisseria species* Corynebacteria(diphtheroid bacilli) Microaerophilic gram-negative bacilli	눈물의 세정작용과 눈물에 들어 있는 lysozyme은 미생물을 억제하는데 도움이 된다.

코와 인후	Staphylococci(*S. epidermidis, S. aureus*) Streptococci(*viridans nonhemolytic strep* 와 *entercocci*) Streptococcus pneumoniae *Moraxella*(*Branhamella catarrhalis*) *Nesseria* species Corynebacteria(diphtheroid bacilli) *Haemophilus* species Anaerobes Yeast(Candida)	코의 섬모같은 세포, 연하작용, 점액성 분비물, 타액의 lysozyme은 미생물을 억제하는데 도움이 된다.
구강	Staphylococci(*S. epidermidis, S. aureus*) Streptococci(viridans nonhemolytic strep, *S. mutans*) Enterococci *Lactobacillus* species *Fusobacterium* species *Bacteroides* species Spirochetes Actinomyces species Yeast(Candida)	연하작용, 타액의 lysozyme, 올바른 구강위생은 미생물을 억제하는데 도움이 된다. 따라서 타액은 치아우식증을 예방하는데 중요하다.
식도	정착미생물은 없다.	음식물이나 타액과 함께 삼켜진 미생물이 일시적으로 유지된다.
위	정착미생물은 없다.	위의 산도(pH2~3)는 미생물이 증식하기 어렵다.
창자 (성인)	Anaerobic bacilli (*Bacteroides, Fusobacterium, Bifidobacterium*) Anaerobic cocci Gram-negative enteric bacilli (*Escherichia, Enterobacter, Proteus*) Enterococci Yeasts Protozoa	창자는 전체의 다른 어느 장소보다 더 많은 수의 미생물을 가지고 있다. 혐기성 세균은 일반세균에 비해 1,000:1로 우세하다.
생식 기계	Staphylococci(*S. epidermidis, S. aureus*) Enterococci Nonhemolytic strep-때로는 viridans strep, Lactobacilli Gram-negative enteric bacilli (*Escherichia, Enterobacter, Proteus*) Anaerobic cocci Anaerobic bacilli(*Clostridium species*) Mycobacteria(acid-fast bacilli) Spirochetes Yeasts Protozoa(특히 *Trichomonas species*)	여성의 경우 자궁경부 분비물의 lysozyme과 정상적인 성인의 질내의 산성은 이곳에서 정착하는 다양한 미생물을 억제한다. 사춘기와 폐경기 사이에는 lactobacilli가 우세하다.

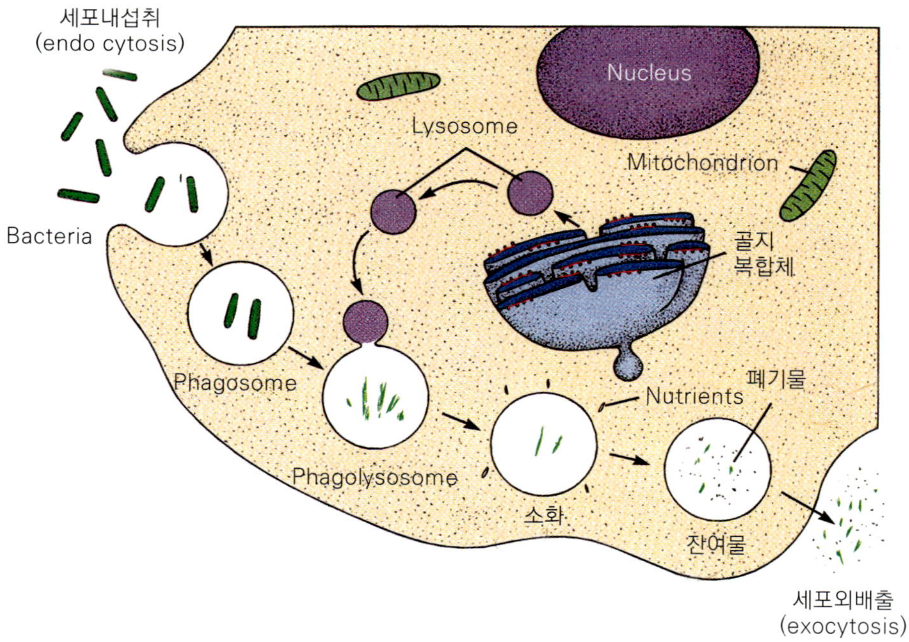

◆ 그림 6-2. 포식세포의 포식작용

4) 탐식세포의 포식작용

정상균무리는 일반적으로 숙주에 침투하지 않는다. 반면에 질병을 일으키는 병원미생물은 대부분 사람 조직에 침투한다. 병원미생물이 인체의 화학적, 물리적 장벽을 통과할 경우, 여러 가지 백혈구, 대식세포 등의 탐식세포에 의해 탐식 되는데, 이를 포식작용(phagocytosis)이라 한다. 포식작용은 미생물의 침투에 대해 매우 효과적인 숙주 방어 기구이다(그림 6-2).

5) 염증반응

염증반응(inflammatory response)이란 병원미생물이 침입한 국소부위에서 감염 확산을 억제하기 위한 숙주의 방어 작용을 말한다. 염증은 미생물의 침입뿐만 아니라 여러 가지 화학물질에 노출될 경우에도 발생한다.

혈관반응을 통하여 세포성분과 액체성분이 해당부위에 모여 상해인자를 제거하는 과정으로 상처나 감염부위를 탐식, 희석 또는 중화시키고 국소화시켜 조직의 재생을 원활하게 한다.

염증반응의 다섯 가지 특징은 국소적 홍반, 발열, 종창, 통증, 기능장애이다.

모든 염증반응이 감염성 질병을 의미하지 않지만, 체온 상승이 있을 경우, 보통 병원미생물에 의한 염증반응으로 추정한다. 염증의 과정에서 홍반은 병원미생물이 침입한 부위의 모세혈관을 확장시켜 더 많은 혈액을 흐르게 하기 위한 방어기능으로 감염된 조직 주변공간에 체액이 축적됨으로써 종창을 일으킨다.

6) 발열

발열(fever)은 염증반응에서 흔히 볼 수 있는 전신증상이며 감염병의 전형적인 증상이다. 급성 감염증에서 체온의 상승은 미생물 침입에 대해 숙주를 방어하기 위한 염증반응이다. 숙주의 발열을 유발할 수 있는 발열물질(pyogen)에는 숙주에 침입한 미생물이 사멸하면서 방출된 내독소(외인성 발열물질)와, 단핵구나 대식세포로부터 생성된 interleukin-1(내인성 발열물질)과 같은 사이토카인(cytokine)이 있다. 이 발열물질은 혈액으로 유입되어 시상하부의 체온조절중추를 자극함으로써 발열이 일어난다(그림 6-3).

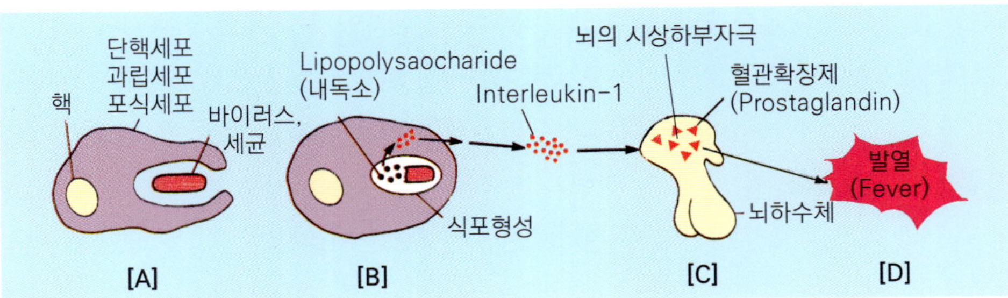

◆ **그림 6-3. 발열작용의 기전**

[A] 포식세포가 그람음성세균 탐식
[B] 식포내에서 세균이 분해되어 내독소(Lps) 유리 Interleukin-1 생산유도
[C] Interleukin-1은 뇌하수체의 시상하부 체온조절중추를 자극하여 혈관확장제 분비
[D] 발열이 나타나고 체온은 고열유지

4 감염질환의 형성과정

체내에서 병원미생물이 증식하면 그 미생물의 특징적인 징후(sign)나 증상(symptom)을 동반한 질병이 발생한다. 특징적인 질병의 증상과 징후(발열, 홍반)를 종합하여 질병 증후군(syndrome)을 나타내며, 이를 근거로 질병을 진단하고 치료한다(표 6-2).

1. 감염질환의 진행과 종류

질병이 감염성 병원체에 의해 유발되었을 때 특징적인 양상(pattern)을 보이면서 진행된다. 즉 감염성 질병은 **잠복기**, **전구기**(prodromal stage), **발병기**, **쇠퇴기** 및 **회복기**를 거치면서 진전된다.

병원균이 체내에 침입한 후 어떤 증후나 증상이 나타나기 전까지의 상태를 **잠복기**라 한다. 잠복기는 질병에 따라 상이한데 이 기간 동안에 미생물은 숙주의 여러 조직으로 전파된다. 그러나 신체에 이상이 나타날 만큼 충분한 세균의 증식이 일어나지 않는 기간이다.

잠복기가 끝나고 환자가 신체에 이상을 느끼기 시작하지만, 의사가 정확한 진단을 할 수 있을 만큼 증상이 나타나지 않는 시기를 전구기라 한다. **전구기**에서는 다른 사람들에게 전염을 일으킬 수 있을 정도의 병원균이 환자에게 증식된 상태이다.

발병기는 질병이 가장 약화되는 기간을 말한다. 발병기에 질병의 특징을 나타내는 여러 징후와 증상이 출현한다. 발병기에 있는 환자는 정상적인 일을 할 수 없을 정도로 질병이 진행된다. 발병기까지 진행된 질병은 이때 숙주의 사망 또는 회복이 결정된다. 숙주의 **회복**은 적절한 면역시스템과 의학적 치료에 의존한다.

쇠퇴기는 질병이 치명적이지 않고 만성적이지 않을 때, 면역방어 또는 의학적 치료가 적절히 이루어졌을 때, 질병의 증후와 증상이 사라지기 시작하는 단계를 말한다.

◆ 표 6-2. 미생물 감염에 의한 조직손상의 징후와 증상의 상관성

징후와 증상	조직손상의 예상되는 특성
잠복기간	없음
전구단계	
국소적 홍반과 종창	병원체는 침습부위의 조직을 손상시키고 혈관을 확장시키는(홍반)화학물질의 방출과 체액을 혈액에서 조직으로 들어가도록 한다(종창).
두통	조직 손상 부위의 화학물질이 뇌 혈관을 확장시킨다.
일반적인 통증	조직 손상 부위의 화학물질이 관절과 근육에 있는 동통 수용체를 자극한다.
침투단계	
열(fever)	백혈구는 신체의 온도조절장치를 바꾸어 놓은 발열물질을 방출하고 체온을 상승시키다.
림프선 종창	백혈구는 세포분열을 자극하고 림프선에 있는 체액축적을 일으키는 물질을 방출한다. 어떤 병원체들은 림프선에서 증식한다.
피부발진	백혈구는 모세혈관을 손상시키는 물질을 방출하여 출혈을 일으킨다. 어떤 병원체는 피부세포를 침습하고 수포성 질환 (pox), 소포(vesicle), macule, 구진(papule) 그리고 다른 피부병변을 야기한다.
코의 충혈	비 점막세포는 병원체(대개 바이러스)에 의해 손상되는데, 이것은 체액을 방출하고 점막분비물이 증가된다.
기침	호흡기의 점막세포는 병원체에 의해 손상되어 과다한 점액이 방출되고, 뇌의 신경중추는 점액을 제거하기 위해 기침을 유도한다.
인후염	인두의 림프조직의 부종, 병원체 및 백혈구에 의해 방출된 물질에 의해 염증이 생긴다.
특정부위에서의 동통(이통(earache), 상처 부위의 국소적인 동통)	병원체나 백혈구에서 방출된 물질은 통증수용체를 자극하고, 이 자극은 통증으로 바꿔져 뇌로 전달된다.
오심	병원체의 독소는 신경중추를 자극한다.
구토	음식물에 있는 독소는 뇌의 구토중추를 자극하며, 구토는 신체에 있는 독소를 제거하는데 도움을 준다.
설사	음식물에 있는 병원체는 장내의 상피세포를 직접상해하거나 자극하여 설사를 일으킨다.

징후와 증상	조직손상의 예상되는 특성
최상기(Acme)	모든 징후와 증상의 발전단계
소멸단계	
징후와 증상의 진정	숙주의 방어능이 병원체를 극복한다.
환자가 건강을 되찾는 회복기	징후와 증상을 일으키는 물질이 더 이상 방출되지 않고 조직이 회복된다.

회복기는 보균자 또는 병원균이 없는 단계로 진행된 단계이다. 감염성 질병을 겪은 숙주는 면역기억시스템(immune memory system)이 있어 수개월, 수년 또는 평생까지 동일한 질병의 재발을 막아 준다. 완전회복이란 질병 증후군(disease syndrome)의 종식을 의미한다.

감염질환은 이런 과정의 진행의 속도에 따라, 증상의 지속 기간에 따라 급성과 만성으로 나뉜다.

1) 급성질환

증상과 징후는 급속하게 진행되어 극도로 격렬하며, 매우 신속히 끝난다. 홍역, 콜레라 그리고 인플루엔자와 같은 것은 모두 급성질환의 예이다.

2) 만성질환

증상이 오랫동안 계속된다. 기침을 동반한 만성기관지염은 전형적인 만성질환의 예이다.

2. 질병의 전파방법

질병의 전파 과정은 다양한 침입 경로를 통해 이루어진다. 병원미생물은 다양한 서식처(생물, 무생물, 토양, 물)에 산재되어 있다. 예를 들면, 토양에 존재하는 파상풍균의 아포가 숙주의 상처에 감염되었을 때 파상풍이 발생한다. 이러한 질병은 감염성 질환이라도 숙주 사이에서는 비전염성이다.

물과 토양에는 많은 병원균이 존재하며 질병전파의 대표적인 매개체이다. 또한 숙주는 다른 숙주에 질병을 전달시키는 중요한 감염원이기도 하다.

1) 숙주 대 숙주의 직접 전파

감염된 숙주가 직접적으로 다른 감수성 숙주에게로 질병을 감염시킬 때 숙주 대 숙주 감염이 일어난다. 보통 호흡기 계통에 의한 질병이나 직접 접촉에 의한 질병이 여기에 포함된다.

호흡기 계통 질병은 흔히 감염성 비말에 의해 전파되며 주로 인플루엔자 같은 상기도(upper airway) 감염에 의한 질병이다. 이와 달리 병원미생물 중에는 환경에 매우 민감해서 숙주로부터 떨어져서는 오랫동안 살아남을 수 없다. 성매개감염병을 일으키는 병원미생물이나 접촉성 피부병을 일으키는 병원미생물이 이에 해당한다. 이러한 병원미생물은 주로 직접 접촉에 의해 전염된다.

부모에서 자식으로, 출생 전후에 종적으로 전파하는 수직전파 역시 숙주 대 숙주의 직접전파 부류이다. 수직전파는 출생 전에는 자궁 내에서 태반을 매개로 일어나고, 출산 때는 산도를 매개로, 그리고 출생 후에는 모유를 통해서 또는 모친과의 접촉으로 인해 일어난다.

2) 숙주 대 숙주의 간접 전파

간접 전파는 생물에 의한 방법 또는 무생물에 의한 방법 모두에서 일어날 수 있다. 병원체를 전파하는 생물을 매개체(vector)라고 하는데. 이들은 대개 절지동물(모기, 진드기 또는 벼룩)이거나 척추동물(개, 설치류)들이다.

절지동물 매개체는 실제로 그 질병의 숙주는 될 수 없고, 숙주로부터 다른 숙주에게로 단지 매개하는 병원소 역할만을 한다. 대다수의 절지동물이 흡혈을 통해 영양분을 얻는데 만약 혈액 내에 병원미생물이 존재한다면 절지동물 매개체는 약간의 병원미생물을 받아서 또 다른 숙주를 흡혈할 때 전파시킨다. 다만 말라리아 같은 경우 플라스모디움(Plasmodium) 속의 원충이 절지동물에서 실제로 증식하는데 이러한 증식은 접종량을 증가시켜서 감염될 수 있는 확률을 높이게 된다.

또한 침구류, 장난감, 책, 또는 외과용 수술 기구와 같이 일상적으로 사람과 접촉하게 되는 무생물 매개체가 질병을 전염시킬 수 있다. 이런 무생물의 매개체를 통틀어서 접촉전염의 **매개물**(fomite)이라고 한다. 접촉성 감염병의 매개물은 질병의 전파체가 될 수 있다. 주요 유행성 질병은 통상 오염된 음식물과 음료수를 추적하는데 다량으로 활발히 소비되기 때문이다. 이런 음식물과 음료수 등을 **매개체**(vehicle)이라고 한다.

간접전염 방식으로 전파되는 병원미생물은 저항력이 강하고 외부에서 장시간 생존할 수 있는 병원미생물이 많다.

3. 질병의 전파 경로

미생물이 한 숙주로부터 다른 숙주에 도달하는 과정을 전파(transmission)라고 한다.

감염병은 감염원, 감염경로, 숙주의 감수성 등 세 가지가 갖추어졌을 때에 성립한다. 감염원으로서의 환자가 어떤 부위에서 병원체를 배설하는가, 배설된 병원체가 어떠한 경로를 통하여 다른 숙주에 도달하는가를 안다는 것은 감염병을 이해하는데 대단히 중요하며 또한 대한 대책 수립에도 필수적이다.

1) 공기매개 감염병

많은 병원미생물이 공기를 통해 전파되는데, 이 중 어떤 병원체는 오랜 시간 동안 대기 속에서 생존하여 대륙간 전파를 일으키기도 한다. 감염된 숙주에서 다른 숙주로 에어로졸(aerosol)을 통해 전파되는 양상을 보인다. 비말감염이라고도 한다.

결핵, 나병, 두창, 디프테리아, 성홍열, 수막구균성 수막염, Influenza, 백일해, 홍역, 유행성 이하선염, 폐렴 등이 대표적인 공기매개 감염병이다.

2) 식품매개 감염병

식품매개 감염병에는 대표적으로 물을 통하여 전파되는 수인성 감염병이 있다. 광범위한 지역에서 많은 환자가 발생하는 것이 특징이다. 수인성 감염병에 해당하는 것은 주로 소화기계 감염병인 장티푸스, 파라티푸스, 이질, 콜레라, 폴리오 등이 있다. 이와 같은 수인성 감염병을 막기 위해 상수도에 염소 소독을 주로 한다.

식품은 일반적으로 병원체의 발육에 필요한 영양소를 가지고 있기 때문에, 병원체에 오염되면 증식이 왕성하게 일어난다. 따라서 감염병의 전파를 막기 위해 방부제 처리, 진공 포장, 저온 보관, 가열 등 여러 가지 방법이 사용된다. 식중독 가운데 보툴리눔독소증은 오염된 통조림, 햄, 소세지, 훈제육 등에 의해서 발생한다.

3) 성매개 감염병

숙주로부터 떨어져서는 오랫동안 살아남을 수 없는 병원체에게 **비뇨생식기**는 주된 침투경로가 될 수 있다. 이런 경로를 통해 침입하는 대부분의 병원체는 직접적인 성적 접촉에 의해서만 전파되는 특징이 있다. 예를 들어 건조한 환경에서 살아남기 어려운 임균의 경우는 비뇨생식기의 점막을 통해서 전파가 가능하다.

4) 피부 접촉성 감염병

피부는 일반적으로 대부분의 병원미생물에 대한 효과적인 방어벽을 갖고 있다. 그러나 일부 기생충과 많은 세균, 진균류는 직접적인 피부 접촉을 통해 감염된다.

이런 질병의 확산을 막기 위해 감염된 사람과의 접촉을 피하는 것이 중요하다.

에볼라 바이러스나 수족구병은 접촉으로도 감염되며 인유두종바이러스(HPV) 역시 피부접촉으로도 감염된다.

5) 상처 및 절지동물매개 감염병

피부 표면이 손상되었을 때, 병원균은 신체 내부조직이나 순환기계로 침입할 수 있는 경로를 확보하는데 이를 비경구적 침입경로라 한다.

피부의 손상은 상처, 고름집(abscess), 곤충 및 동물에 물려서 발생할 수 있다.

병원미생물 감염에 가장 중요한 매개체로는 모기, 이(louse), 진드기 및 벼룩(flea) 등이 있으며 이를 절지동물매개 감염이라 한다. 이러한 매개체에 의해 전파되는 질병은 페스트, 발진티푸스, 황열 및 말라리아 등이 있다.

5 면역

병원체가 숙주의 체내에 침입하더라도 모두 발병되는 것이 아니고, 숙주가 병원체에 대한 저항력이나 면역이 있으면 발병되지 않고, 감수성이 있을 때 감염되고 발병한다. 숙주의 저항력은 피부나 점막이나 구강을 통해 직접 침입한 균에 대한 신체의 비특이적 저항력(non-specific resistance) 때문에 일어나는 반응이다.

특히 피부의 방어능력은 pH와 피부에 있는 라이소자임(lysozyme)이 관여한다. 그리고 침입 후 2차 방어로는 백혈구에 의한 포식작용과 림프계의 항체생산, 그 외 세포성 면역에 의해 저지된다.

1. 면역의 종류

면역은 병원체의 세포내 정착을 저지하는 특수단백물질(항체)의 방어기전을 말하며, 선천성 면역과 후천성 면역으로 구분한다.

1) 선천성 면역(Inherent immunity)

선천성 면역은 태어날 때부터 부모에게서 물려받은 면역을 말하며, 인종과 종속 그리고 개개인에 따라서 각기 다른 저항력을 갖고 있다.

2) 후천성 면역(Acquired immunity)

획득면역이라고도 하며 감염병 이환 후나 예방접종 등에 의해 형성된 면역을 말한다.

후천성 면역에는 한번 이환되면 두 번 다시 이환되지 않는 영구면역을 형성하는 두창, 홍역, 수두, 유행성이하선염, 백일해, 성홍열, 발진티푸스, 장티푸스, 페스트, 황열 등이 있다. 또한 불현성 감염에 의해 면역이 중등도인 디프테리아, 수막구균성 수막염, 발진열, 결핵 등도 여기에 해당된다. 그러나 이질, 콜레라, 폐렴 등은 아주 약하며 임질, 질트리코모나스(편모충)는 전혀 면역이 없다.

(1) 능동면역(Active immunity)

능동면역이란 숙주 스스로가 항원에 대항하는 항체를 형성한 경우를 말하며, 자연능동면역과 인공능동면역으로 구분한다.

자연능동면역(natural active immunity)은 과거에 형성되었거나 또는 불현성 감염에 의해서 획득한 면역을 말하며, 인공능동면역(artificial active immunity)은 생균이나 사균으로 백신(vaccine)을 만들어 접종함으로써 획득한 면역을 말한다.

(2) 수동면역(Passive immunity)

수동면역이란 다른 숙주에 의해 형성된 면역체를 받아서 형성된 면역으로 자연수동면역과 인공수동면역으로 구분한다. 자연수동면역(natural passive immunity)은 태반 또는 모유에 의해 형성된 면역을 말하며, 인공수동면역(artificial passive immunity)은 회복기 환자의 혈청이나 globulin, antitoxin 등의 인공제제를 받아서 형성되는 면역을 말한다.

- 면역
  - 선천성먼역
    - 종(species)특이면역 - 종에 따라 질병에 저항성 가짐
      예) 돼지콜레라는 사람에게 발병 안 됨
    - 종족(racial)특이면역 - 인종 또는 혈통에 따라 특이한 저항성 가짐
      예) 에스키모족은 디프테리아에 안 걸림
    - 개체특이면역 - 같은 종이나 같은 혈통중에서 개체의 특이 저항성
      예) 연령 혹은 음식에 영향받음
  - 후천성먼역
    - 자연면역
      - 자연능동면역
      - 자연수동면역
    - 인공면역
      - 인공능동면역
      - 인공수동면역

◆ 그림 7-2. 면역의 분류

3) 면역계

인체의 면역반응에 관여하는 것은 림프성의 기관, 조직, 세포이며 이것을 총칭하여 면역계라 한다.

바이러스나 박테리아의 침입에 대한 인체의 일반적인 면역반응으로 세 가지 방어수단이 있는데, 식세포에 의한 면역반응, 체액성 또는 항체면역반응, 그리고 세포성 면역반응 등이다,

식세포 면역반응(phagocytic immune response)이란 백혈구가 이물질의 침입부위로 이동하여 이물질을 잡아먹어 파괴시키는 것이다.

체액성 또는 항체반응(humoral or antibody response)은 림프구가 혈장세포로 변형되어 항체를 형성하여 혈류 속으로 운반되어 유기체를 무력하게 만드는 것이다.

세포성 면역반응(cellular immune response)은 림프구가 혈장세포로 바뀔 뿐만 아니라 특이적인 killer T세포로 변형되어 침범균을 직접 공격하는 것이다.

(1) 항원과 항체

인체에 침입한 유기체나 또는 인체를 공격한 유기체 조직 중 항체생성을 자극하는 부분을 항원(antigen)또는 면역원(immunogen)이라 한다. 항원은 미생물의 외부표면에 존재하는 작은 단백질 입자로 생체의 면역계에 대해서는 이물질이며 체액에 용해되는 화학적으로 복잡하고 단단한 구조를 가진 고분자물질이다.

이 항원과 특이적으로 반응하는 혈청단백질의 일종을 항체(antibody)라고 한다. 일단 항체가 생산되면 혈류 속으로 방출되고 인체를 공격한 유기체로 운반되어 유기체의 표면에 있는 항원에 결합된다.

(2) 체액성 면역반응

특정 항원에 대응하기 위한 B림프구의 항체를 생산하는 특질을 갖는다. B림프구가 항체생산의 궁극적인 책임을 갖지만 자연면역을 하는 대식세포와 세포성 면역을 담당하는 T림프구도 이물질의 인식과 항체생산에 영향을 준다.

(3) 세포성 면역반응

체액성 면역의 중요한 역할은 B림프구가 담당하지만 세포성 면역반응에서는 일차적으로 T림프구가 책임을 가진다. T세포는 여러 가지 종류가 있는데 각각 박테리아, 바이러스, 진균, 기생충과 악성세포에 대항하는 역할을 담당한다. T세포는 항체를 생산하기보다는 침입한 유기체를 직접 공격한다.

4) 면역계 기능에 영향을 미치는 요인

(1) 연령

청,장년기보다는 유년기나 노년기에 유기체의 침입에 적절히 반응하는 면역기능의 능력이 저하되므로 감염의 빈도와 중증도가 증가한다.

(2) 영양

적절한 영양은 면역계 기능에 있어서 필수적이다. 감염이나 질병이 심한 기간에는 영양분의 필요량이 더욱 증가된다.

단백질의 결핍은 림프조직을 위축시키고 항체반응을 저하시키며, 순환 T세포 수의 감소로 인해 식균기능을 손상시켜 감염에 대한 감수성이 크게 증가된다.

(3) 다른 질병

화상, 외상, 감염 그리고 암과 같은 질환이 있을 경우에는 면역계기능이 변화된다.

(4) 방사선

방사선은 림프구를 파괴하고 수를 감소시킨다. 방사선이 조사되는 부위의 크기나 강도에 따라 면역억제 정도가 달라진다.

5) 불리하게 작용하는 면역반응

(1) 과민증(allergy)

한번 어떤 항원의 자극을 받은 일이 있는 개체가 다시 그 항원과 접촉하여 생체에 상해적으로 작용하는 면역반응을 일으키는 경우를 과민증 혹은 알러지라 하며, 과민반응을 일으키는 항원을 allergen이하 한다. allergen에 대하여 과민하게 되어 있는 개체의 상태를 감작되었다고 표현한다.

(2) 자가면역질환(autommune disease)

정상 상태에서는 자신의 성분에 대한 면역반응은 볼 수 없으나, 어떤 원인으로 자신의 성분을 비자기라고 인식하는 항체나 감작림프구에 의한 자가면역반응이 일어나서 그 결과로 전술한 과민증 반응에 기인한 조직장애가 일어나는 것을 자가면역질환이라고 한다. 자가면역질환은 전신성으로 병변을 일으키는 것과 한 기관에 대하여 병변을 일으키는 것 등으로 분류할 수 있으나 동일환자에 여러 가지 자가면역질환이 가끔 중복되는 것이 특징이다.

Chapter 07

역학 및 감염병 관리

Chapter 07

역학 및 감염병 관리

학습목표

- 감염병의 발생과정과 예방 방법을 설명한다.
- 법정감염병의 종류와 검역을 이해한다.
- 감염병에 대한 면역의 종류와 방법을 설명한다.

1 개요

감염병은 아주 오래 전부터 과학문명이 발달한 현재에 이르기까지 인류의 생존에 위협이 되어왔다. 신벌설이나 점성술, 장기설로 감염병의 발생을 설명하던 시대부터 현미경의 발명으로 병원미생물의 존재가 밝혀진 근래까지 감염병은 인간의 삶의 질 향상에 중요한 여건이 되어왔다.

오늘날에는 발달된 과학문명으로 인해 지역간의 왕래가 급증하였고, 이로 인한 감염병의 확산 속도는 빨라지고 그 범위는 광범위해졌다. 또한 새로운 병원미생물의 발견으로 감염병의 원인이 밝혀지면서 이를 극복하는 것이 인류의 과제가 되었다. 일례로 HIV에 의한 AIDS나 신종 H1N1 인플루엔자바이러스에 의한 인플루엔자(신종플루), 중증 열성 혈소판 감소 증후군(SFTS) 바이러스에 의한 감염병의 발생은 새로운 감염병이 발견될 수 있음을 보여준 것이라 하겠다.

물론 과학의 발달로 감염성 질환을 성공적으로 관리함으로써 그 동안 인류를 괴롭혔던 수많은 감염병이 자취를 감추었고 감염병을 인류가 극복할 수 있다는 사례는 향후 감염병 관리에 희망적인 요소가 되었다. 일례로 면역법의 발달로 인해 두창(small pox)은 전 세계에서 완전히 근절되었다.

감염병이 발생하기 위한 감염병 유행의 3대 요인은 **감염원, 감염경로, 숙주의 감수성**이다. 따라서 감염병 관리의 원리는 한 가지 이상의 요인이나 요인들 간에 작용기전을 제거하는 것이다. 감염병의 종류와 특성에 따라 차단하는 단계는 서로 다르다. 예를 들어 일본뇌염은 매개체인 모기를 박멸하는 방법을 사용할 수 있고 두창처럼 예방접종으로 숙주의 면역력을 강화하여 감염병을 관리할 수 있다.

1. 감염병 발생의 3대 요인

1) 감염원(source of infection)

감염을 일으킬 수 있는 병원체를 가지고 있어서 감수성 있는 숙주에게 **병원체**를 전염시킬 수 있는 근원이 되는 **병원소**와 오염식품 등 감염원의 작용을 할 수 있는 모든 것을 의미한다.

2) 감염경로(route of transmission)

감염원에서 감수성이 있는 숙주에게 병원체가 운반되는 과정을 감염경로라고 한다. 감염경로는 **직접전파**와 **간접전파**가 있다.

3) 숙주의 감수성(susceptible host)

감수성은 침입한 병원체에 대항하여 감염이나 발병을 저지할 수 없는 상태를 말한다. 숙주가 면역성이 높을 경우에는 감염병의 유행이 잘 이루어지지 않지만 감수성이 높을 경우 유행이 만연하게 된다.

2. 감염성 질환의 생성과정

감염병은 일반적으로 6가지의 요소가 연쇄적으로 상호 유지됨으로써 생성되며 어느 한 가지라도 성립되지 못하면 감염병의 전파가 발생되지 않는다. 따라서 어느 한 부분만이라도 제거함으로써 그 관리가 효과적으로 이루어질 수 있다.

감염성 질환의 생성과정은 아래와 같이 나타낼 수 있다.

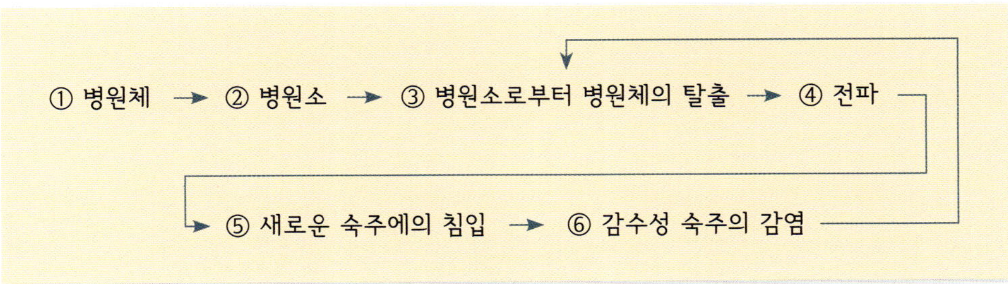

2 역학(Epidemiology)

역학(Epidemiology)이란 어원은 그리스어로서, epi는 upon, 즉 "~에 관하여"라는 뜻을 갖고 있으며, demos는 people, 즉 "인간"이라는 뜻을 의미하고 여기에 "학문"이라는 의미의 logos를 붙인 합성어로써 "인간 사회 집단에 영향을 주는 요인에 관한 연구" 를 의미한다.

역학은 인간사회의 집단을 대상으로 인구의 변화와 건강생활에 방해되는 여러 요인들(factors), 즉 질병, 장애, 기형, 사고, 임신, 분만 등 육체적, 사회적, 환경적 인자 등을 집단적 현상으로 관찰 분석하여 원인을 규명하고 건강관리의 방향을 제시해 주는 학문이라고 정의할 수 있다.

역학의 정의는 역학자가 역학의 범위를 얼마나 포괄적으로 표현하느냐에 따라 또는 역학의 역할 중 어느 부분을 강조하느냐에 따라 조금씩 다른데, J. E. Gordon은 "역학이란 유행병(epidemic)을 연구하는 학문으로, 의학적 생태학(medical ecology)으로서 보건학적 진단학"이라고 했고, G. W. Anderson은 "역학이란 모든 질병을 집단현상으로 연구하는 학문이다."라고 정의했다.

즉, 역학은 인구집단에서 나타나는 질병의 결정요인과 분포양상을 연구하는 학문이다. 실제로는 질병의 반대, 즉 한 지역사회의 건강과 건강결정요인을 측정하는 것을 의미하기도 한다.

역학의 중요한 3가지 목적은 다음과 같다.

1. 인간집단에서 발생되는 질병의 분포와 크기를 기술한다.
2. 질병 발생의 원인을 규명하고, 그 소인을 확인하여 검정한다.
3. 질병을 예방하고 관리하며 치료하기 위하여 제공되는 건강관리 사업을 계획하고 수행하며 평가하는 데 필요한 자료를 제공하고, 이러한 사업의 우선순위를 결정하는 기초가 되는 자료를 제공한다.

1. 역학과 관련된 용어

역학자들은 질병의 양상을 서술하기 위하여 특별한 뜻을 갖는 수많은 전문용어를 사용한다. 한 집단 내의 유병률(prevalence)은 어느 한 시점에서의 질병에 걸린 사람들의 비율을 백분율로 정의한 것이다. 질병의 발병률(incidence)은 질환의 발생이 일정 지역 일정 기간에 한정되어 있을 때의 발생한 환자의 수를 인구비율로 나타낸 것을 말한다. 많은 사람들에게 동시에 발생하는, 또는 넓게 산재하며 급속히 만연될 때 이를 유행성(epidemic)이 있다고 하다. 범유행성(pandemic)은 세계적으로 널리 확산된 유행병을 나타낼 때 사용되며 세계보건기구(WHO)의 전염병 경보단계 중 최고 위험 등급에 해당된다. 최근 유행한 신종플루로 불린 인플루엔자 A(H1N1)에 대해 세계보건기구에서 pandemic을 선언한 바 있다. 이와는 반대로 풍토병(endemic disease)은 특정 지역에 사는 주민들에서 지속적으로 발생하는 질병을 뜻한다. 대개의 경우 비교적 한정된 지역에 발생하는 전염성 질환을 일컫는 경우가 많다. 산발적(sporadic)인 질병의 경우에는 개별적인 발생 건수가 지역적으로 멀리 떨어진 지역에서 기록될 때 사용하는데, 이는 환자들이 서로 무관하다는 것을 의미한다. 한편 질병의 집단감염(outbreak, 돌발)은 특정한 집단 내에서 위험한 감염증이 돌연히 전파되는 것을 말한다. 에볼라바이러스나 SARS의 유행이 그 예다. 끝으로 무증상감염(subclinical infection)이란 증상이 없거나 단지 미약한 증상을 보이는 환자를 말한다. 이런 사람들은 비록 그들 자신에게 아무런 증상도 보이지 않지만 계속 병원체를 가지고 활발히 병원체를 퍼뜨리기 때문에 흔히 특정 질병의 무증상보균자(asymptomatic carrier)로 구분한다.

2. 역학의 기본 인자

역학의 기본인자로는 병원체(病原體 : agent factors), 숙주(宿主 : host factors) 및 환경(環境 : environmental factors)의 3가지가 있다.

1) 병인적 인자(Agent factors)

병인적 인자에는 생물학적 인자인 병원미생물이 있고, 물리적 인자로 외상이나 화상, 기압과 관계된 질환, 방사선에 의한 질환, 각종 사고에 의한 물리적인 요인이 있다.

또한 중금속, 화학물질이나 약품 등의 화학적 인자, 그리고 영양소나 신체적 소인과 유전적 인자 등 개체의 특이성과 특히 유전적 소인으로 혈우병, 색각이상, 다운증후군 등이 질병 발생과 깊은 관계를 갖고 있으며, 질병 발생에 있어서도 다양한 변수로 작용한다.

2) 숙주적 인자(Host factors)

숙주로서는 개체적 특성과 병인에 대한 감수성이다. 주로 선천적 요소로 인종과 관계가 깊은 결핵이나 심장병, 성홍열 등이 있고 정신병이나 혈우병, 당뇨병, 기형, 다태아 임신 등도 선천적 요소로 작용한다고 간주할 수 있다.

병인과 숙주의 상호관계에서는 숙주의 병인에 대한 감수성과 면역력, 즉 방어능력의 정도에 따라 병원체의 독성과 독소량, 침입경로나 숙주로부터 탈출 등의 상호관계가 있다. 특히 숙주의 생리적 방어기능은 피부의 반사활동과 액체성 면역과 세포성 면역, 숙주의 영양상태에 따른 항체 생산기전도 무시할 수 없는 요인이 된다.

숙주의 연령과 성별, 그리고 인종에 따라 감염병 양상이 다르고 특히 같은 문화권 속에서도 가족제도 및 관습에 따른 숙주의 개체성 변화가 건강상태에 영향을 미칠 수 있다. 또한 외적인 인공면역과 생활환경과 더불어 개체의 활동변경 등 개인생활에 동반된 개인위생과 의료문제까지지도 변수로 작용한다.

3) 환경적 인자(Environmental factors)

환경은 환경 그 자체의 문제뿐만 아니라, 환경에 따른 병원체와 숙주와도 깊은 관계가 있다. 앞에서 설명한 병인요소나 숙주의 요소가 모두 환경요소일 수 있기 때문이다.

눈으로 확인될 수 없는 환경적 요소, 즉 관념, 가치관, 사회규범, 생활환경 등 문화권에 비친 기본적인 욕구에서 오는 숙주의 다양성을 환경의 다양성이라고 한다. 이러한 환경의 다양성이 직접 발생에 관계도 하지만 간접적으로 질병 발생에 관련을 갖고 3대 요소에 상호관계가 다양한 변수로서 깊이 관여하고 있다.

눈으로 확인할 수 있는 변수로는 물리적인 환경으로 기후, 지형, 직업, 주거, 그 외에 인간생활과 관련된 지상, 지하 등 모든 물리적인 환경, 병원체가 기생 전파할 수 있는 생물학적 환경, 숙주의 건강상태와 깊은 관련이 있는 사회경제적 환경, 즉 인구분포, 사회구조, 문화권 및 경제수준에 따른 변수와 정책적인 변수에 따른 의료보장과 의료수준 등 사회적, 경제적 변수가 작용한다.

3 감염병 관리

감염병은 일단 유행하면 충격과 혼란 등 사회적 문제가 될 수 있으므로 빈틈없는 감시체제를 필요로 한다. 감염 질환에 대한 역학을 이해함으로써 그 질병을 관리하게 위한 방법의 개발이 가능해졌다. 동물이 병원소인 인수공통감염병은 예방접종을 하거나 살처분을 하여 관리하고, 오염된 물, 우유 또는 음식을 섭취함으로써 발생되는 질환은 상수도 및 우유의 소독, 음식물의 적절한 보관방법 등의 방법으로 관리를 한다. 또한 매개충의 매개로 인한 질환들도 매개충의 적절한 관리를 하여 발생을 줄이려 하고 있다. 또한 질병에 대한 저항력을 강화하기 위해 예방접종의 실시를 하고 있다. 이런 제반의 노력들을 감염병 관리라고 하며 공중보건의 큰 부분을 차지하고 있다.

1. 법정감염병 관리

공중보건학적으로 관리할 필요가 있는 감염병은 이를 법으로 정하고 있는데, 이를 법정감염병이라고 한다. 우리나라에서는 1899년(고종 37년) 내부령 19호에 의거하여 콜레라, 장티푸스, 세균성이질, 발진티푸스, 두창을 지정하여 관리한 것이 효시이다. 이후 전염병예방법이 1954년 2월에 제정 · 공포되었으며, 급 · 만성에 따라 1종, 2종으로 구분하던 것을 2009년부터 감염병 예방과 관리에 관한 법률에 의하여 제1군, 제2군, 제3군, 제4군, 제5군, 지정감염병, 기타 감염병 등으로 관리하였고, 2020년에 감염병의 예방 및 관리에 관한 법률 개정을 통해 질환의 특성별 '군(群)'별로 구분되어 있는 감염병 분류체계를 감염병의 심각도 · 전파력 · 격리수준 · 신고시기 등을 중심으로 한 '급(級)'별 분류체계로 개편하여 제1급, 제2급, 제3급, 제4급, 기생충감염병 등으로 관리하고 있다.

1) 법정감염병 분류

"감염병"이란 제1급감염병, 제2급감염병, 제3급감염병, 제4급감염병, 기생충감염병, 세계보건기구 감시대상 감염병, 생물테러감염병, 성매개감염병, 인수(人獸)공통감염병 및 의료관련감염병을 말한다.

(1) 제1급 감염병

생물테러감염병 또는 치명률이 높거나 집단 발생의 우려가 커서 발생 또는 유행 즉시 신고하여야 하고, 음압격리와 같은 높은 수준의 격리가 필요한 감염병을 말한다.
(갑작스러운 국내 유입 또는 유행이 예견되어 긴급한 예방·관리가 필요하여 보건복지부장관이 지정하는 감염병 포함)

1. 에볼라바이러스병
2. 마버그열
3. 라싸열
4. 크리미안콩고출혈열
5. 남아메리카출혈열
6. 리프트밸리열
7. 두창
8. 페스트
9. 탄저
10. 보툴리눔독소증
11. 야토병
12. 신종감염병증후군
13. 중증급성호흡기증후군(SARS)
14. 중동호흡기증후군(MERS)
15. 동물인플루엔자 인체감염증
16. 신종인플루엔자
17. 디프테리아

(2) 제2급 감염병

전파가능성을 고려하여 발생 또는 유행 시 24시간 이내에 신고하여야 하고, 격리가 필요한 감염병을 말한다.
(갑작스러운 국내 유입 또는 유행이 예견되어 긴급한 예방·관리가 필요하여 보건복지부장관이 지정하는 감염병 포함)

1. 결핵(結核)
2. 수두(水痘)
3. 홍역(紅疫)
4. 콜레라
5. 장티푸스
6. 파라티푸스
7. 세균성이질
8. 장출혈성대장균감염증
9. A형간염
10. 백일해(百日咳)
11. 유행성이하선염(流行性耳下腺炎)
12. 풍진(風疹)
13. 폴리오
14. 수막구균 감염증
15. b형헤모필루스인플루엔자
16. 폐렴구균 감염증
17. 한센병
18. 성홍열
19. 반코마이신내성황색포도알균(VRSA) 감염증
20. 카바페넴내성장내세균속균종(CRE) 감염증
21. E형 간염

(3) 제3급 감염병

발생을 계속 감시할 필요가 있어 발생 또는 유행 시 24시간 이내에 신고하여야 하는 감염병을 말한다. (갑작스러운 국내 유입 또는 유행이 예견되어 긴급한 예방 · 관리가 필요하여 보건복지부장관이 지정하는 감염병 포함)

1. 파상풍(破傷風)
2. B형간염
3. 일본뇌염
4. C형간염
5. 말라리아
6. 레지오넬라증
7. 비브리오패혈증
8. 발진티푸스
9. 발진열(發疹熱)
10. 쯔쯔가무시증
11. 렙토스피라증
12. 브루셀라증
13. 공수병(恐水病)
14. 신증후군출혈열(腎症侯群出血熱)
15. 후천성면역결핍증(AIDS)
16. 크로이츠펠트-야콥병(CJD) 및 변종크로이츠펠트-야콥병(vCJD)
17. 황열
18. 뎅기열
19. 큐열(Q熱)
20. 웨스트나일열
21. 라임병
22. 진드기매개뇌염
23. 유비저(類鼻疽)
24. 치쿤구니야열
25. 중증열성혈소판감소증후군(SFTS)
26. 지카바이러스 감염증

(4) 제4급 감염병

제1급감염병부터 제3급감염병까지의 감염병 외에 유행 여부를 조사하기 위하여 표본감시 활동이 필요한 감염병을 말한다.

1. 인플루엔자
2. 매독(梅毒)
3. 회충증
4. 편충증
5. 요충증
6. 간흡충증
7. 폐흡충증
8. 장흡충증
9. 수족구병
10. 임질
11. 클라미디아감염증
12. 연성하감
13. 성기단순포진
14. 첨규콘딜롬
15. 반코마이신내성장알균(VRE) 감염증
16. 메티실린내성황색포도알균(MRSA) 감염증
17. 다제내성녹농균(MRPA) 감염증
18. 다제내성아시네토박터바우마니균(MRAB) 감염증
19. 장관감염증
20. 급성호흡기감염증
21. 해외유입기생충감염증
22. 엔테로바이러스감염증
23. 사람유두종바이러스 감염증

(5) 기생충감염병

기생충에 감염되어 발생하는 감염병 중 보건복지부장관이 고시하는 감염병을 말한다.

1. 회충증
2. 편충증
3. 요충증
4. 간흡충증
5. 폐흡충증
6. 장흡충증
7. 해외유입기생충감염증

(6) 세계보건기구 감시대상 감염병

세계보건기구가 국제공중보건의 비상사태에 대비하기 위하여 감시대상으로 정한 질환으로서 보건복지부장관이 고시하는 감염병을 말한다.

1. 두창
2. 폴리오
3. 신종인플루엔자
4. 중증급성호흡기증후군(SARS)
5. 콜레라
6. 폐렴형 페스트
7. 황열
8. 바이러스성 출혈열
9. 웨스트나일열

(7) 생물테러감염병

고의 또는 테러 등을 목적으로 이용된 병원체에 의하여 발생된 감염병 중 보건복지부장관이 고시하는 감염병을 말한다.

1. 탄저
2. 보툴리눔독소증
3. 페스트
4. 마버그열
5. 에볼라열
6. 라싸열
7. 두창
8. 야토병

(8) 성매개감염병

성 접촉을 통하여 전파되는 감염병 중 보건복지부장관이 고시하는 감염병을 말한다.

1. 매독
2. 임질
3. 클라미디아
4. 연성하감
5. 성기단순포진
6. 첨규콘딜롬
7. 사람유두종바이러스 감염증

(9) 인수공통감염병

동물과 사람 간에 서로 전파되는 병원체에 의하여 발생되는 감염병 중 보건복지부장관이 고시하는 감염병을 말한다.

1. 장출혈성대장균감염증
2. 일본뇌염
3. 브루셀라증
4. 탄저
5. 공수병
6. 동물인플루엔자 인체감염증
7. 중증급성호흡기증후군(SARS)
8. 변종크로이츠펠트-야콥병(vCJD)
9. 큐열
10. 결핵

(10) 의료관련감염병

환자나 임산부 등이 의료행위를 적용받는 과정에서 발생한 감염병으로서 감시활동이 필요하여 보건복지부장관이 고시하는 감염병을 말한다.

1. 반코마이신내성황색포도알균(VRSA) 감염증
2. 반코마이신내성장알균(VRE) 감염증
3. 메티실린내성황색포도알균(MRSA) 감염증
4. 다제내성녹농균(MRPA) 감염증
5. 다제내성아시네토박터바우마니균(MRAB) 감염증
6. 카바페넴내성장내세균속균종(CRE) 감염증

2) 환자분류기준

(1) 감염병환자

감염병의 병원체가 인체에 침입하여 증상을 나타내는 사람으로서 진단 기준에 따른 의사, 치과의사 또는 한의사의 진단이나 감염병병원체 확인기관의 실험실 검사를 통하여 확인된 사람

(2) 감염병의사환자

감염병병원체가 인체에 침입한 것으로 의심이 되나 감염병환자로 확인되기 전 단계에 있는 사람

(3) 병원체보유자

임상적인 증상은 없으나 감염병병원체를 보유하고 있는 사람

(4) 감염병의심자

① 접촉자 : 감염병환자, 감염병의사환자 및 병원체보유자와 접촉하거나 접촉이 의심되는 사람
② 검역관리지역 또는 중점검역관리지역에 체류하거나 그 지역을 경유한 사람으로서 감염이 우려되는 사람
③ 감염병병원체 등 위험요인에 노출되어 감염이 우려되는 사람

3) 법정감염병 종류

질병관리본부에서는 감염병 발생시 의무적으로 지체없이 관할보건소에 신고토록 하는 전수감시체계(Mandatory Surveillance System)와 일정한 기준에 의해 참여하는 의료기관을 표본감시기관으로 지정하여 7일 이내에 관할보건소에 신고하도록 하는 표본감시체계(Sentinel Surveillance System)를 운영하고 있다(표 7-1).

◆ 표 7-1. 감염병의 분류 및 종류

구분	1급 (17종)	2급 (21종)	3급 (26종)	4급 (23종)
유형	생물테러감염병 또는 치명률이 높거나 집단 발생 우려가 커서 발생 또는 유행 즉시 신고, 음압격리와 같은 높은 수준의 격리가 필요한 감염병	전파가능성을 고려하여 발생 또는 유행시 24시간 이내에 신고하고 격리가 필요한 감염병	발생을 계속 감시할 필요가 있어 발생 또는 유행 시 24시간 이내에 신고하여야 하는 감염병	제1급~제3급 감염병 외에 유행 여부를 조사하기 위하여 표본감시 활동이 필요한 감염병
종류	가. 에볼라바이러스병 나. 마버그열 다. 라싸열 라. 크리미안콩고출혈열 마. 남아메리카 출혈열 바. 리프트밸리열 사. 두창 아. 페스트 자. 탄저 차. 보툴리눔독소증 카. 야토병 타. 신종감염병증후군 파. 중증급성호흡기 증후군(SARS) 하. 중동호흡기증후군(MERS) 거. 동물인플루엔자 인체감염증 너. 신종인플루엔자 더. 디프테리아	가. 결핵 나. 수두 다. 홍역 라. 콜레라 마. 장티푸스 바. 파라티푸스 사. 세균성이질 아. 장출혈성대장균 감염증 자. A형간염 차. 백일해 카. 유행성이하선염 타. 풍진 파. 폴리오 하. 수막구균 감염증 거. b형헤모필루스 인플루엔자 너. 폐렴구균 감염증 더. 한센병 러. 성홍열 머. 반코마이신내성 황색포도알균(VRSA) 감염증 버. 카바페넴내성 장내세균속균종(CRE) 감염증 서. E형간염	가. 파상풍 나. B형간염 다. 일본뇌염 라. C형간염 마. 말라리아 바. 레지오넬라증 사. 비브리오패혈증 아. 발진티푸스 자. 발진열 차. 쯔쯔가무시증 카. 렙토스피라증 타. 브루셀라증 파. 공수병 하. 신증후군출혈열 거. 후천성면역결핍증(AIDS) 너. 크로이츠펠트-야콥병(CJD) 및 변종크로이츠펠트-야콥병(vCJD) 더. 황열 러. 뎅기열 머. 큐열 버. 웨스트나일열 서. 라임병 어. 진드기매개뇌염 저. 유비저 처. 치쿤구니야열 커. 중증열성혈소판 감소증후군(SFTS) 터. 지카바이러스 감염증	가. 인플루엔자 나. 매독 다. 회충증 라. 편충증 마. 요충증 바. 간흡충증 사. 폐흡충증 아. 장흡충증 자. 수족구병 차. 임질 카. 클라미디아감염증 타. 연성하감 파. 성기단순포진 하. 첨규콘딜롬 거. 반코마이신내성 장알균(VRE) 감염증 너. 메티실린내성 황색포도알균(MRSA) 감염증 더. 다제내성녹농균 (MRPA) 감염증 러. 다제내성아시네토 박터바우마니균 (MRAB) 감염증 머. 장관감염증 버. 급성호흡기감염증 서. 해외유입기생충 감염증 어. 엔테로바이러스 감염증 저. 사람유두종 바이러스 감염증
신고주기	즉시	즉시	즉시	7일 이내

※ **법정감염병 4개급 87종(제1급 17종, 제2급 21종, 제3급 26종, 제4급 23종)**
87종 중 전수감시 대상 64종, 표본감시 대상 23종

4) 법정감염병의 신고와 보고

의사, 치과의사 또는 한의사는 소속 의료기관의 장에게 보고하여야 하고, 해당 환자와 그 동거인에게 보건복지부장관이 정하는 감염 방지 방법 등을 지도하여야 한다. 의료기관에 소속되지 않은 의사, 치과의사 또는 한의사는 그 사실을 관할 보건소장에게 신고하여야 한다.

감염병병원체 확인기관의 소속 직원은 실험실 검사 등을 통하여 보건복지부령으로 정하는 감염병환자등을 발견한 경우 그 사실을 감염병병원체 확인기관의 장에게 보고하여야 한다.

보고를 받은 의료기관의 장 및 감염병병원체 확인기관의 장은 제1급감염병의 경우에는 즉시, 제2급감염병 및 제3급감염병의 경우에는 24시간 이내에, 제4급감염병의 경우에는 7일 이내에 보건복지부장관 또는 관할 보건소장에게 신고하여야 한다.

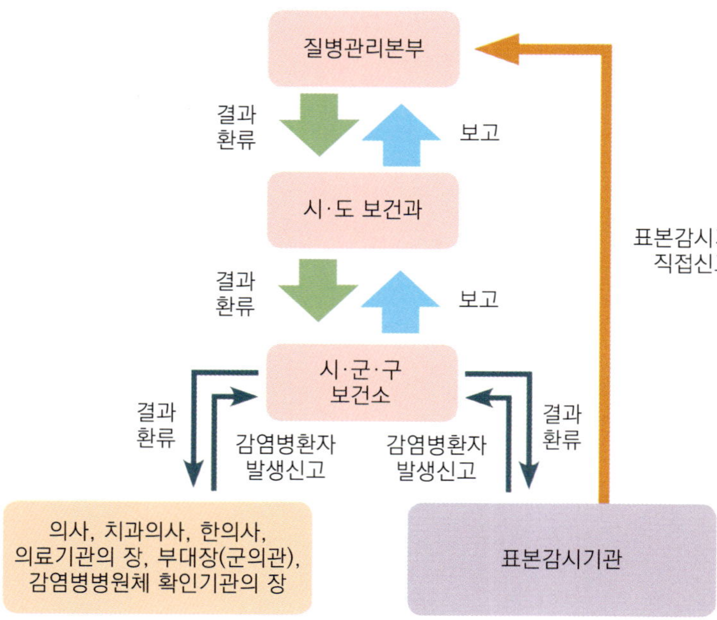

◆ 그림 7-1. 감염병 신고 및 보고체계

육군, 해군, 공군 또는 국방부 직할 부대에 소속된 군의관은 소속 부대장에게 보고하여야 하고(표본감시 대상이 되는 제4급감염병으로 인한 경우는 제외), 보고를 받은 소속 부대장은 제1급감염병의 경우에는 즉시, 제2급감염병 및 제3급감염병의 경우에는 24시간 이내에 관할 보건소장에게 신고하여야 한다.

신고를 받은 보건소장은 그 내용을 관할 특별자치도지사 또는 시장 · 군수 · 구청장에게 보고하여야 하며, 보고를 받은 특별자치도지사 또는 시장 · 군수 · 구청장은 이를 보건복지부장관 및 시 · 도지사에게 각각 보고하여야 한다.

2. 검역

우리나라로 들어오거나 외국으로 나가는 사람, 운송수단 및 화물을 검역하는 절차와 감염병을 예방하기 위한 조치에 관한 사항을 규정하여 국내외로 감염병이 번지는 것을 방지함으로써 국민의 건강을 유지·보호하는 것을 목적으로 검역법이 제정되었다.

(1) 검역감염병

1. 콜레라
2. 페스트
3. 황열
4. 중증 급성호흡기 증후군(SARS)
5. 동물인플루엔자 인체감염증
6. 신종인플루엔자
7. 중동 호흡기 증후군(MERS)
8. 에볼라바이러스병
9. 이외의 감염병으로서 외국에서 발생하여 국내로 들어올 우려가 있거나 우리나라에서 발생하여 외국으로 번질 우려가 있어 보건복지부장관이 긴급 검역조치가 필요하다고 인정하여 고시하는 감염병

> 1. 급성출혈열증상, 급성호흡기증상, 급성설사증상, 급성황달증상 또는 급성신경증상을 나타내는 신종감염병증후군
> 2. 세계보건기구가 공중보건위기관리 대상으로 선포한 감염병

(2) 검역감염병 환자등의 격리

보건복지부장관은 검역감염병 환자등을 다음 각 호의 어느 하나에 해당하는 시설에 격리한다.

1. 보건복지부장관이 지정한 검역소 내 격리시설
2. 「감염병의 예방 및 관리에 관한 법률」 제36조 또는 제37조에 따른 감염병관리기관, 격리소 · 요양소 또는 진료소
3. 자가(自家)
4. 「감염병의 예방 및 관리에 관한 법률」 제8조의2에 따른 감염병전문병원
5. 국내에 거주지가 없는 경우 보건복지부장관이 지정하는 시설 또는 장소

(3)검역감염병 접촉자에 대한 감시

보건복지부장관은 검역감염병 접촉자 또는 검역감염병 위험요인에 노출된 사람이 입국 후 거주하거나 체류하는 지역의 특별자치도지사·시장·군수·구청장에게 건강 상태를 감시하거나 격리시킬 것을 요청할 수 있다.

감시 또는 격리 기간은 보건복지부령으로 정하는 해당 검역감염병의 최대 잠복기간을 초과할 수 없다.

3. 감염병의 일반적 관리

감염병의 관리는 질병의 종류에 따라 여러 가지 방법이 있으나 일반적으로 전파예방, 면역증강, 예방되지 못한 환자에 대한 처치로 구분한다.

(1) 전파예방

감염병은 외래감염병과 국내상재 감염병으로 분류한다. 외래감염병 예방대책은 국내 침입을 막기 위한 검역(quarantine)을 시행한다. 검역 대상 질병은 검역법에 규정하고 있으며, 외국에서 들어오는 승객과 승무원에 대해서 감시·검사를 실시한다.

검역이란 건강자로서의 의심스러운 사람의 격리이고, 격리(isolation)란 환자의 격리를 뜻하는데, 이 둘을 합쳐서 분리(segregation)라고 하기도 한다. 은닉환자, 보균자, 전구기 환자 등은 격리효과를 저해하며 일본뇌염, 파상풍, 발진티푸스, 발진열, 쯔쯔가무시병, 기생충질환 등은 격리가 필요 없다.

국내 상재감염병의 예방대책으로는 ① 병원소의 제거 ② 감염력의 감소 ③ 병원소의 격리 ④ 환경위생관리 ⑤ 김염원 대책 등이 있다.

(2) 면역증강

감수성이 있는 사람에 대하여 일반저항력 증진을 위한 영양관리, 운동, 충분한 수면 등의 관리와 예방접종을 실시하여 면역력을 증강시키고, 항혈청인 면역혈청이나 globulin의 접종 등이 필요하다. 예방접종은 기본접종과 추가접종으로 구분하여 실시하는데, 기본접종으로 얻어지는 역가(titer)가 어느 시기가 되면 떨어지기 때문에, 그 역가를 높이기 위하여 실시되는 것이 추가접종(booster injection)이다.

추가접종으로 얻어지는 역가는 기본접종에서 얻어진 역가보다도 상승하게 되는데, 이런 상승현상을 기억반응(anamnestic response)이라 한다. 예방접종을 실시할 때 고려되어야 할 사항은 다음과 같다.

1. 연령에 따른 정확한 양의 접종
2. 정확한 접종방법 사용
3. 예방약의 저온(2~4℃) 보관
4. 예방약 운반 시 저온보관(ice box 사용)
5. 유효기간 및 금기사항 확인 후 사용 등의 주의가 필요하다.

(3) 예방되지 못한 환자의 처치

여러 가지 관리를 하더라도 예방되지 못하는 경우가 생긴다. 이를 위하여 집단시설의 제도화, 치료를 위한 의료시설의 확충, 무의지역해소 등 국가적, 사회적 차원의 감염병관리가 필요하며, 지속적인 보건교육도 함께 이루어져야 한다. 또한 감염병의 전파예방대책으로는 다음과 같다.

1. 감염원의 근본적 대책
2. 감염경로의 차단
3. 감수성 보유자의 관리

4. 예방접종

오늘날과 같이 의학이 발달하기 이전에는 감염병의 대유행으로 수많은 사람들의 생명이 희생되었다. 그 때마다 그 감염병에 걸렸다가 다행히 살아남은 사람들은 같은 감염병에는 두번 다시 걸리지 않는다는 것을 경험적으로 발견하게 되었다. 실제로 이미 고대 그리스시대에 아테네에서는 페스트가 유행할 때 과거에 병력이 있던 사람이 환자의 간호에 임하였다. 고대 중국에서도 반복해서 유행하는 두창에 대해 적극적으로 예방하는 대책을 찾는 노력을 계속한 결과 두창 환자의 농이나 괴사딱지를 건조시켜 가루로 만든 다음 감염되지 않은 사람의 콧구멍에 넣어 주면 두창의 발생율을 낮출 수 있다는 사실을 알게 되었다. 이러한 방법은 중앙아시아를 통해 서방세계로 전파되었으며, 터키에서는 생후 6개월가량의 아이의 팔에 상처를 내어 그곳에 다른 아이로부터 받은 농을 침입시켜 일부러 가벼운 두창에 걸리도록 함으로써 두창을 예방하였다.

한편 영국에서는 우두(cow pox)에 걸린 사람은 두창에 걸리지 않는다는 농부들의 말에 따라 1796년에 Edward Jenner가 우두접종법, 즉 종두법(vaccination)을 개발하여 두창에 대한 두려움에서 인류를 구원하였다. 요즘에 사용하고 있는 예방접종(vaccination)이라는 용어는 라틴어로 Vacca(소)의 Vaccinia(우두)의 농을 사용하는 우두접종법에서 유래한 것이다.

예방접종에서 사용되는 병원미생물 제제는 면역원 또는 **백신**(vaccine)이라하며, 백신은 종류에 따라 **약독화 생균백신**(live attenuated vaccine), **사균백신**(killed vaccine)으로 구분되며 몇 가지 백신을 혼합하여 사용할 때 이를 혼합백신이라고 한다. Toxoid는 세균의 체외독소(exotoxin)를 변질시켜 독성을 약하게 만든 것으로 디프테리아, 파상풍 toxoid가 여기에 속한다.

예방접종(vaccination)은 특정 질병으로부터 개인 및 사회를 보호하고자 시행된다. 예방접종액은 1차 면역반응을 자극하기 위해 만들어진 항원의 현탁액으로, 일단 체내에 접종되면 면역계는 항원을 기억하게 되고, 동일한 항원에 반복 노출될 경우 **기억반응**(memory response)또는 **기왕반응**(anamnestic response)으로 알려진 2차 면역반응을 유도할 수 있는 능력이 있다. 현재 수많은 백신이 여러 미생물 감염증을 예방하는데 사용되고 있다(표 7-2).

백신은 여러 가지 경로를 통해 체내에 주입할 수 있는데, 주입방법으로는 **피내접종**(into the skin), **피하접종**(under the skin), **근육접종**(into the muscle), **정맥주사**(into the blood stream), 그리고 호흡기와 위장 계통의 **점막세포 접종** 등이 있다. 한편 소아의 예방접종은 표 7-3과 같은 프로그램에 따라 접종하는 것이 추천되고 있다.

◆ **표 7-2. 능동면역을 위해 이용될 수 있는 백신의 특징**

관련질환	백신의 특성	투여방법	용도와 설명	면역의 지속기간
콜레라	Killed bacteria	SC, IM, ID	1주일 또는 그 이상의 간격으로 2회, 50%효과, 유행지역의 여행 시에 필요	6개월
디프테리아	Toxoid	IM	4주 간격으로 3회, 부스터 면역으로 90% 효과	10년, diphtheria pertusis,tetanus
Haemophilus	Polysaccharide	IM	2세의 높은 위험이 있는 어린이에게 1회 75%의 효과	1½~3½년
B형간염 (HepatitisB)	Viral antigen	IM	4주 간격으로 2회, 6개월마다 부스터 면역	약 5년
인플루엔자 (virus)	불활성바이러스	IM	바이러스 위험에 따라 1~2회 높은 위험성이 있는 환자와 의료 관계자들에게 추천, 75% 효과	1~3년
홍역 (measles)	Live virus	SC	15개월에 1회, 12세에 백신을 다시 접종 ; 95% 효과, 노출 후 48시간 이내에 주입하면 질병을 예방	일생동안(MMR) measles(홍역) mumps(이하선염 rubella(풍진)
수막염균감염	Polysaccharide	SC	1회, 유행하는 동안과 높은 위험이 있는 환자들에게 추천	2세 이후에 주어다면 일생동안
유행성 이하선염	Live virus	SC	4세 이후에 1회, 95%효과	일생동안
백일해	Killed bacteria	IM	디프테리아와 동일, 간질발작이 있는 어린이에게는 금한다.	10년(DPT)

페스트 (흑사병)	Killed bacteria	IM	4주 간격으로 3회, 세계의 유행 지역에 여행할 때 필요	6개월
폐렴구균간염	Polysaccharide	SC, IM	화학치료전에 1회	5년 또는 그 이상
소아마비 (Polio)	Live virus	O	6주 간격으로 2회, 부스터면역으로 95% 효과	일생동안
광견병 (공수병)	Killed virus	IM	1주 간격으로 2회(with third dose in 2 week), 80%효과, 노 출이 예상될 때 이용	2년
풍진 (rubella)	Live virus	SC	15개월에 1회, 어떤 것은 12년째에 두 번째로 추천된다.	일생동안
천연두 (smallpox)	Live vaccinia virus	ID	1회, 90% 효과	일생동안
파상풍 (tetanus)	Toxoid	IM	4주 간격을 3회 및 부스터면역 완쾌되지 않은 환자와 위험성이 높은 그룹에 1회	3년 10년(DTP)
결핵	약독화 세균 (BCG)	ID, SC	생후 4주 1회	일생동안 (BCG)
장티푸스	Killed bacteria	SC	4주 간격으로 2회, 70% 효과, 여행, 유행 시 보균자에게 추천	3년
황열 (yellow fever)	Live virus	SC	1회, 유행지역을 여행할 때 추천	10년

◆ 표 7-3. 표준 예방접종 일정표(소아용)

	대상 전염병	백신종류 및 방법	횟수	출생~1개월이내	1개월	2개월	4개월	6개월	12개월	15개월	18개월	19~23개월	24~35개월	만4세	만6세	만11세	만12세
국가 예방 접종	결핵	BCG(피내용)	1	1회													
	B형간염	HepB	3	1차	2차			3차									
	디프테리아 파상풍 백일해	DTaP	5			1차	2차	3차		4차				5차			
		Tdap	1													6차	
	폴리오	IPV	4			1차	2차	3차						4차			
	b형헤모필루스 인플루엔자	Hib	4			1차	2차	3차	4차								
	폐렴구균	PCV	4			1차	2차	3차	4차								
		PPSV											고위험군에 한하여 접종				
	홍역 유행성이하선염 풍진	MMR	2						1차					2차			
	수두	Var	1						1회								
	A형간염[10]	HepA	2						1~2차								
	일본뇌염	IJEV(불활성화백신)	5						1~2차				3차		4차		5차
		LJEV(약독화 생백신)	2						1차				2차				
	사람유두종바이러스	HPV	2														1~2차
	인플루엔자	IIV	-					매년 접종									
기타 예방 접종		RV1	2			1차	2차										
		RV5	3			1차	2차	3차									

Chapter 08

호흡기계 감염병

개요
인플루엔자(Influenza)
디프테리아(Diphtheria)
백일해(Whooping cough; Pertussis)
중증급성호흡기증후군(SARS)
홍역(Measles, rubeola)
풍진(rubella, German measles)
레지오넬라증

Chapter 08

호흡기계 감염병

학습목표

- 호흡기계를 통해 감염되는 질병의 특징을 알아야 한다.
- 호흡기 감염의 병원체 치료와 예방방법을 알아야 한다.

1 개요

호흡기 감염과 관계되는 기침과 재채기는 특히 미용실에서 사용하는 가습기, 스프레이 등의 연무질(aerosol)과 함께 병원균 확산의 원인이 된다.

호흡기계 감염병은 환자나 보균자의 객담, 콧물 등으로 배설되어 감염되는 비말감염과 공기전파로 이루어지는데 비말핵(droplet nuclei) 감염 및 먼지(dust)에 의한 감염이 있다. 비말은 대화 시는 1m, 재채기를 할 때는 3m의 범위까지 영향을 미친다. 호흡기계 감염병은 환경개선만으로는 효과가 없으므로 감염원 및 감수성 보유자 대책이 중요하다.

2 인플루엔자(Influenza)

1. 개요

페스트와 함께 가장 많은 인명을 앗아간 급성 호흡기계감염병이다. Grippe, flu라고도 한다. 인플루엔자의 유행은 오랜 역사를 가지고 있다. 유행성 인플루엔자를 처음으로 정확히 서술한 것은 1610년이었다. 최근에는 예방백신의 접종으로 치사율이 많이 낮아졌다. 항원변이를 일으켜 면역력이 없는 인간집단에 대규모 유행을 일으킬 수 있기 때문에 국제적인 감시를 통한 대비가 필요한 제3군감염병으로 독감 또는 유행성 감기라고도 한다.

주된 증상은 갑작스런 발열이 일어나게 되는데 실제적인 노출이나 감염된지 하루에서 3일동안 체온이 38~40℃로 급격히 올라간다. 그 질병의 진전은 무력감, 두통, 근육통 등이 나타나게 된다.

◆ **표 8-1. 인플루엔자 범유행**

연 도	인플루엔자 바이러스	사망자 수
1918	스페인 독감 (A/H1N1)	약 2천만 명
1957	아시아 독감 (A/H2N2)	약 1백만 명
1968	홍콩 독감 (A/H3N2)	약 70만 명

[자료] 질병관리본부, 질병정보광장, 2014.

2. 병원체

병원체는 myxovirus종이며 Influenza A, B, C virus가 있다. A형 바이러스는 인플루엔자를 일으키는 가장 흔한 원인이다. 인플루엔자 바이러스는 대개 유사한 증상을 나타내지만 항원성에 있어서는 전혀 관련이 없기 때문에 한 종류에 감염되어도 다른 종류에 대한 면역이 생기지 않는다.

바이러스가 수십 년에 한번씩 항원성에 대변이(antigenic shift)를 일으키기 때문에 인플루엔자는 세계 도처에서 주기적으로 유행하는 경향이 있다. 인플루엔자 A형은 2, 3년을 주기로, 인플루엔자 B형은 4, 5년을 주기로 나타난다. 그러나 H2N2 또는 아시아 인플루엔자라고도 하는 인플루엔자 A형의 아종은 1957년 초에 동아시아에서 유행하기 시작하여 반 년 동안에 지구를 1바퀴 돌았던 사례도 있다.

3. 치료와 예방

치료에는 항바이러스제인 amantadine을 사용한다. 주로 A형 인플루엔자 치료에 효과가 있다. 증상이 심하거나 합병증이 우려되는 위험군 등에는 m2 inhibitor (amantadine, rimantadine)나 neura-minidase inhibitor (zanamivir, oseltamivir) 등의 항바이러스 제제를 증상 시작 48시간 이내에 시작하여 5일간 투여하면 높은 효과를 기대할 수 있다. 이외에는 안정, 대증요법(수액요법, 해열진통제, 진해거담제 등)이 일반적인 치료법이다.

예방하기 위해서는 인플루엔자 백신주사를 맞아야 한다.

인플루엔자 백신은 60~90%의 예방효과가 있으며, 특히 노인의 경우는 접종시 독감을 예방하며, 폐렴으로 인한 입원을 방지하고 사망을 예방할 수 있다. 그러나 1년 이상의 예방효과는 거의 없다.

3 디프테리아(Diphtheria)

1. 개요

편도선, 인두, 후두 혹은 코, 피부나 그 외 점막의 급성 질환이다. 병변은 둔하고 불그레한 염증으로 회색빛 반점들이 나타난다.

구협 디프테리아(facial diphtheria)의 경우 점차적으로 목이 아프면서 경부 림프절이 커지고 심하면 목이 붓게 된다. **후두기관 디프테리아**(laryngeal diphtheria)는 유아나 어린아이에게 많고, 코 디프테리아(nasal diphtheria)는 증상이 경하지만 만성적인 것이 많고 탈피현상과 코에서 분비물이 나온다.

피부 디프테리아(cutaneous diphtheria)는 종류가 많고 농가진(impetigo)과는 구별되며 합병증인 독혈증(toxemia)은 치료가 안되며 뇌신경이나 말초신경의 마비, 심근염 등을 초래하고 50세 이상의 연령에서 5~10%의 치명률이 있다.

세계 각국에서 산발적 혹은 유행적 발생이 있으며 우리나라에서도 발생이 문제시된다. 계절적으로 겨울과 봄에 많으며 생후 6개월간은 잘 걸리지 않지만 4세 이하의 환자가 전 환자의 60%를 차지하고 있고 10세가 넘으면 갑자기 적어진다. 예방접종의 실시로 환자수가 많이 감소된 반면에 성인에게 침범되는 경우가 적지 않다. 우리나라의 경우 도시환자의 90%는 10세 이하의 아동이고 사망자의 2/3는 5세 이하이다.

2. 병원체

*Corynebacterium diphtheriae*로 그람양성균이며 아포를 형성하지 않는다. 곤봉모양의 간균으로 운동성이 없으며 60℃에서 10분이면 죽고 소독약에 약하다(그림 8-1). 전파는 환자나 보균자의 피부의 상처를 통하여 직접 전파된다. 드물게 콧물, 기침 또는 우표에 의해서도 간접감염이 가능하며 생우유가 원인이 되기도 한다. 잠복기간은 2~5일이다. 병원소에서 독력이 없어질 때까지 2~4주가 걸린다.

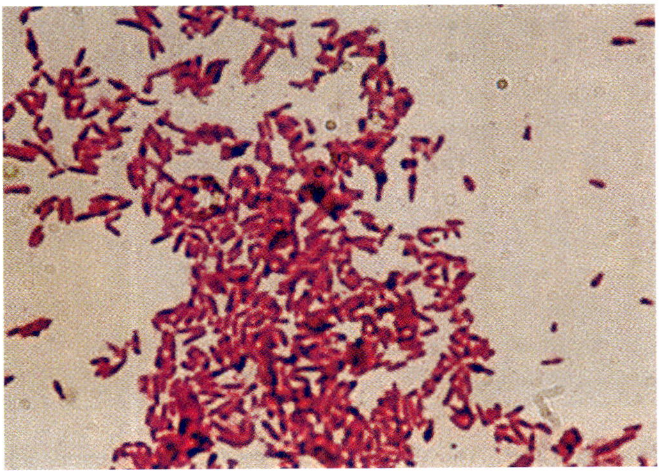

◆ 그림 8-1. 디프테리아균

(이염소체 염색으로 관찰했을 때 균체의 양끝이 아령모양으로 부푼 것이 특징이다.)

3. 치료와 예방

치료는 확정 진단에 관계없이 시작하여야 하고, 균이 음성이라도 치료를 끝까지 해야 한다. 임상적으로 디프테리아가 의심된다면 세균학적 검사를 시행한 후 지체없이 항독소 혈청을 투여한다. 병의 중증도나 병변부위 정도에 따라 2~10만 단위를 근육주사하고, 중증의 경우에는 근육주사와 함께 정맥주사를 한다.

가장 효과적인 방법은 DPT 예방접종을 실시하는 것이다. 유행시에는 제2군감염병이므로 보건당국에 신고하고 환자를 격리한다. 항생제 투여를 중지한 다음에 코와 목에서 24시간 간격을 두고 2회 세균 배양 검사를 하여 음성이면 격리를 해제한다. 세균배양을 할 수 없는 곳에서는 발병 후 14일 되었을 때 건강하다고 생각되면 격리를 마친다.

환자근접접촉자에게 격리원칙을 적용한다. 접촉자 가운데 식품취급자 및 어린이와 접촉하는 취급자는 보균자가 아니라는 판명이 날 때까지 직업에 종사하지 말아야 한다.

4 백일해(Whooping cough; Pertussis)

1. 개요

기관지, 모세기관지에 주병변이 생기는 급성 세균성 질환으로 카타르기, 경련기, 회복기의 특징이 다르고 합병증의 증상도 나타난다.

카타르기(catarrhal stage)는 감기처럼 시작되어 콧물이 나오고 입맛이 없고 미열이 있다. 밤에만 심하던 기침이 점차적으로 낮에도 심해지고 경련성이 되면서 1~2주 동안 계속되며, 1~2달간 계속되기도 하며 가장 전염력이 강한 시기이다.

경련기 또는 발작기(spasmodic stage 또는 Paroxysmal stage)는 격렬한 기침이 반복되고 경련성 해소와 발작이 생기는데 호기성 기침에 이어 흡기성인 긴 호흡, 이른바 whoop가 생긴다. 이러한 발작이 생기면 얼굴이 빨개지고 입술에는 청색증(cyanosis)이 오고 젖먹이 어린이는 산소 호흡이 필요할 때가 있다. 결막이 충혈되고 출혈된 경부와 두피의 정맥은 확장되며 환자는 대단히 괴로워한다.

발작기에는 기침 발작이 지난 다음에는 끈과 같은 긴 점액성 물질이 나오고 음식물을 토한다. 이러한 발작은 하루에도 수 십 번씩 되풀이하는 수가 있지만 발작이 없을 때에는 아무런 증세가 없고 간혹 미열이 있을 뿐이다.

발작은 활동하거나 흥분하거나 또는 갑작스러운 기온의 변화로 자극성 있는 공기를 마신 다음에도 유발되는 일이 많다. 이 시기가 약 2주일간 계속된다. 발작성 기침으로 출혈과 제대 탈장(umblical hernia)이 발생하기도 한다.

회복기(convalescent stage)에는 기침의 발작이 경해지고 횟수도 줄어들며 나중에는 상기도의 카타르 증세만이 남아 있다. 이 시기에 감기나 다른 상기도염에 걸리면 다시 경련성 기침이 나온다. 회복기에 들어서면 토하지도 않고 회복되어 잘 먹게 되는데 이 시기는 약 2주일이다.

연령적으로는 1세에서 5세에 많고 특히 1세 이하에선 치명률이 가장 높다. 예방접종으로 발생률이 현저히 감소되었으나 접종자의 10~20%에서도 감염된다. 성별로는 남성에 비해 여성에게 많다.

2. 병원체

그람음성 구간균인 백일해균(Bordetella pertussis)이며, 잠복기는 1주일 전후이다. gram 음성균이며 운동성이 없다. capsule을 형성한다.

3. 치료와 예방

치료는 항생제를 사용한 후에 직접형광항체법이나 중합효소연쇄반응법(PCR)을 이용할 수 있다. 카타르기에 erythromycin을 투여하면 전염기간을 단축시킬 수 있지만 이 시기를 지나면 증상감소에는 효과가 없는 것으로 알려져 있다. 신선한 공기, 적당한 실내온도, 영양식이요법 등이 요구된다.

회복 후에는 영구면역을 얻는다. 모체면역은 없고, 7세 이하에서 발병률이 매우 높으며, 남자보다 여자가 치명률이 높다.

인간은 자연면역을 획득하지 못하였으므로 사균백신으로 예방접종을 실시한다. 생후 1~2개월부터 시작하여 4~8주 간격으로 3회 접종한다. 생후 2, 4, 6개월 추가접종은 18개월과 4~6세에 한다.

5 중증급성호흡기증후군(SARS)

1. 개요

중증급성호흡기증후군(Severe Acute Respiratory Syndrome, SARS)은 2002년 11월부터 중국 광둥성을 중심으로 발생하여 벨기에를 제외한 유럽 각국과 미국·캐나다 등 북아메리카, 그리고 일본을 제외한 아시아 각국 등 세계 32개국으로 확산되었던 신종감염병으로, 사스 코로나바이러스 감염에 의해 발열과 기침, 호흡곤란, 폐렴 등을 보이는 증후군이다.

사스의 전파는 주로 비말을 통해 감염된다. 즉 사스 환자가 기침, 재채기, 말할 때 배출되는 호흡기 비말에 의해 전파된다. 또한 환자의 체액에 오염된 물건을 통해서도 전파될 수 있다.

2. 병원체

코로나 바이러스는 1, 2, 3군으로 분류되는데, 1군과 2군은 사람 · 개 · 고양이 등과 같은 동물을 감염시키고, 3군은 조류를 감염시킨다. 사스 바이러스는 이 가운데 사람에게 감기를 일으키는 코로나 바이러스가 돌연변이를 일으켰거나, 동물 설사병을 일으키는 코로나 바이러스가 종을 넘어 사람에게 감염되면서 심한 호흡기질환과 강력한 전염력을 가지게 된 것으로 추정하고 있다.

3. 치료와 예방

아직까지는 뚜렷한 치료법이 없다. 호흡 곤란, 저산소증 등의 증상을 완화하기 위한 치료를 시행한다.

아직까지는 백신이나 예방약이 개발되어 있지 않다. 예방을 위해서는 감염 위험지역으로의 여행을 자제하고, 손씻기를 철저히 하여 직접 접촉으로 인한 감염을 예방해야 한다.

6 홍역(Measles, Rubeola)

1. 개요

홍역의 유행은 주기적이어서 대개 2~3년 간격으로 많이 유행을 한다. 일반적으로 1~2세의 어린 아이에게 많은 감염이 되는데 발열, 콧물, 결막염, 홍반성 반점, 구진이 복합적으로 나타나는 급성 감염병이며, 합병증으로 이염(耳炎), 폐렴의 2차 감염이 문제되기도 한다. 한번 걸린 후 회복되면 평생 면역을 얻게 되어 다시는 걸리지 않는다.

잠복기는 10~12일이며 전형적인 홍역은 전구기와 발진기로 나눌 수 있다.

2. 병원체

홍역 바이러스는 RNA 바이러스로 파라믹소 바이러스(Paramyxoviridae)과에 속한다.

3. 치료와 예방

합병증이 없는 경우에는 특수 요법은 없고 기침, 고열에 대한 대증 요법을 한다.

신생아는 모체로부터 받는 면역으로 잠시 저항력을 가지나 선천적 면역은 없으며 병에서 회복한 후에는 영속 면역을 갖는다. 홍역예방을 위한 백신은 약독화 생백신(attenuated live vaccine)을 사용하는데 1회 접종으로 95%의 소아가 면역이 되며, 풍진, 유행성이하선염(볼거리)등의 백신과 동시에 사용되고 있다. 예방접종은 생후 12~15개월, 4~6세에 시행한다. 바이러스에 노출된 경우에는 홍역환자와 접촉한지 6일 이내에 면역글로불린을 접종하면 효과가 있다.

7 풍진(Rubella, German measles)

1. 개요

병원체는 virus로서 유행성 이하선염과 마찬가지로 비강과 후두부로 체내침입을 비말, 공기감염으로 이루어지는데 특히 임신초기에 이환되며 태아에게 영향을 주게 되므로 주의를 요하는 질병이다.

풍진은 미만성의 소반점상 구진을 동반하는 경증 열성바이러스 감염증이다. 때로 발진이 홍역이나 성홍열과 유사하게 나타나기도 하며, 구내점막에 발진도 나타난다. 발열은 보통 2~3일간 계속되고, 발진은 3~5일간 나타나다 호전된다. 발진이 나타나기 5~10일전부터 수 주간에 걸쳐 후두부, 후경부와 귀뒤의 림프선종창이 나타나는 것이 특징적이다.

소아에서는 무증상 감염이 많다. 성인에서는 미열, 두통, 권태감, 비염이나 결막염의 전구증상이 발진이 나타나기 1~5일 전부터 나타나며, 증상이 심해지기도 한다. 발진은 20~25%에서는 나타나지 않기도 하고, 약 50%에서는 발진없이 치유된다. 백혈

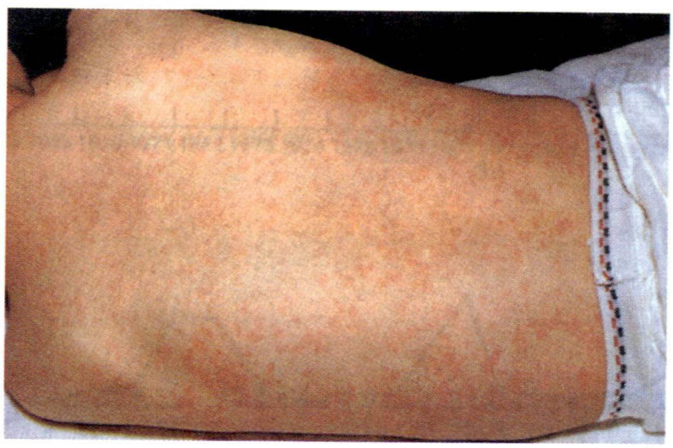

◆ 그림 8-2. 홍역발진으로 인한 피부발진

(얼굴부터 시작하여 몸 전체로 퍼진다. 대개 4~5일에 최고에 이른다.)

구는 감소하며, 혈소판 감소도 나타나지만, 출혈 경향을 보이는 것은 드물다. 관절통도 있으나 관절염은 드물고 주로 성인 여성에서 나타나며, 뇌염은 소아보다 성인에서 흔히 합병된다.

선천성 풍진증후군(congenital rubella syndrome)

풍진은 선천성 기형을 유발할 수 있기 때문에 임상적으로 중요한 감염증 중 하나이다. 임신 초기에 산모가 처음 감염되면 태아의 90%에서 이러한 증후군이 발생하지만, 임신 16주에 감염되면 0~20%에서만 발생하고, 임신 20주 이후에는 드물다. 자궁내 사망이나 유산, 또는 저체중아의 출산, 심장 기형, 뇌성마비, 청력 장애, 백내장, 소안증이나 녹내장, 뇌수막염, 지능저하, 간비종대 등이 주요한 임상증상이다.

또한 인슐린의존형 당뇨병과 합병률이 높다. 대개 태어나자마자 발견되지만 가벼운 경우에는 수개월에서 수 년 후에 발견되기도 하고, 불현성 감염에서도 선천성 풍진 증후군이 발생할 수 있다.

2. 병원체

Rubella virus가 일으키는 발진성 급성 감염병이다.

3. 치료와 예방

특별한 치료방법은 없다. 환자의 대다수가 자연 치유되므로 보존적인 치료를 실시한다.

약독생균백신 1회 피하주사로 35% 이상 항체가 생성된다. 임산부에게는 기형아를 출산할 위험이 있으므로 예방접종을 금해야 하며 임신기에 폭로시 유산을 거부할 때는 감마글로블린을 주사하며, 감염 자체나 바이러스혈증을 막을 수는 없지만 증상을 변형 혹은 경감시킬 수는 있다. 일반적으로 정기예방 접종한다.

8 레지오넬라증

1. 개요

냉방병의 일종으로 1976년 미국 필라델피아에서 열린 미국 재향군인회에 참석한 사람들과 지역주민들에게 발생한 원인불명의 질환이 레지오넬라균에 의한 것임이 밝혀짐으로써 처음 알려지기 시작하였다. 연중 아무 때나 발생하지만 유행은 여름부터 가을에 걸쳐 나타나는 제3군감염병이다.

대형건물의 냉각탑수, 에어컨디셔너, 샤워기, 중증호흡치료기기, 수도꼭지, 장식분수, 분무기 등의 오염된 물에 존재하던 균이 비말형태로 인체에 흡입되어 전파된다. 사람 간에 전파는 보고된 바가 없다. 대부분 50세 이상에서 발생하며, 흡연자, 당뇨, 만성폐질환자, 면역억제제 사용자나 장기이식 환자 등에서 발생률이 높다.

레지오넬라 폐렴과 폰티악 열의 두 가지 임상양상이 있다.

1) 레지오넬라 폐렴

식욕부진과 권태감, 근육통이나 두통으로 시작하며 낮 동안에 오한과 함께 급격히 39~40. 5℃까지 열이 오른다. 건성기침이나 소량의 가래를 동반하는 기침이 생기고 설사, 오심, 구토나 복통이 일어나며, 3일경부터 흉부 X-선상의 변화가 나타나기 시작한다. 처음에는 국소적 또는 반상침윤이 생기는데, 이 침윤은 점차 양측 폐로 진행하게 되고, 호흡부전이 생겨 치명적이 된다. 사망률은 50%까지 이른다.

2) 폰티악 열

권태감, 근육통 등의 증상으로 시작하여 갑자기 발열 및 오한이 동반되고 마른기침, 콧물, 인두통, 설사, 오심, 어지러움 등 증상은 폐렴형과 같지만 폐렴이 생기거나 사망하지 않는다. 치료하지 않아도 대개는 2~5일, 길어도 1주일 이내에 자연 치유된다.

2. 병원체

Legionella pneumophila. 레지오넬라균은 pH 7.2~8.3, 온도 25~45℃의 다양한 환경조건에서 생존이 가능하고, 멸균수에서도 장기간 생존한다. 사람 간의 전파가 없으므로, 환자격리는 필요 없다. 환경검체 검사결과 균 검출 시 소독 및 주기적인 관리를 실시하고, 추정 감염경로에 따라 모니터링 및 소독을 실시한다.

3. 치료와 예방

항생제 치료의 치료율이 80% 이상이므로 항생제 처방으로 치료한다.

냉각탑 등의 주기적인 소독관리가 중요하며, 특히 절수를 위하여 배관의 물을 교환하지 않고 냉각탑 물만 교환하여 가동하는 경우, 유기물질이 농축되어 레지오넬라균을 포함한 미생물 증식에 적당한 조건이 되기 때문에 주의하여야 한다. 또한 레지오넬라 증식을 예방하기 위해서는 냉수는 20℃ 이하, 온수는 50℃ 이상을 유지해야 한다.

Chapter 09

소화기계 감염병

개요
콜레라(Cholera)
장티푸스(Typhoid fever)
세균성 이질(Bacillary dysentery)
장출혈성대장균감염증(Enterohemorrhagic *E. coli*)
척수성 소아마비(회색질척수염, Poliomyelitis)
A형 간염(Infectious hepatitis)
살모넬라증(Salmonellosis)
장염비브리오식중독

Chapter 09

소화기계 감염병

학습목표

- 소화기계를 통해 감염되는 질병의 특징을 알아야 한다.
- 소화기 감염의 병원체, 치료와 예방방법을 알아야 한다.

1 개요

식품에는 많은 종류의 병원미생물이 서식할 수 있다. 이들 병원미생물의 대부분은 조리과정에서 제거되고, 먹었을 경우에도 대부분 위액의 위산에 의해서 사멸되며, 위산에 저항성이 있는 병원미생물들도 장내 세균들에 의해서 제거되거나 자연 배설된다. 그러나 일부 병원미생물이나 식중독 원인균 등은 인간의 몸 속에서 증식하여 질병 발생의 원인이 된다.

소화기계 감염병의 전파양식은 병원체가 환자나 보균자의 분변으로 배설되고 이 병원체가 일정 조건하에 음식물이나 식수를 오염시켜 사람에게 경구로 침입함으로써 전염이 되는 형태이다. 병원체가 외부에서도 활발한 증식이 가능해야 하므로 주로 하절기에 많이 발생한다. 과거에는 상수도 보급이 저조하여 식수의 문제나 개인위생수준이 낙후한 것이 원인이 되어 발생하는 경우가 많았으나, 최근에 들어서는 학교급식의 전면적 보급, 외식인구의 증가 등 식생활 패턴의 변화로 인해 오염된 식품섭취에 기인한 집단 환자 발생이 증가하는 추세이다.

2 콜레라(Cholera)

1. 개요

콜레라는 호열자(虎列刺)라고도 하며 갑작스런 발열과 물 같은 설사가 계속되고, 구토 등으로 탈수상태(dehydration)와 산증(acidosis)과 순환성 허탈증(circulatory collapse)에 빠지는 급성 설사 질환이다.

잠복 기간은 5일 이내로 보통 2~3일이며, 빠르면 몇 시간만에 나타나기도 한다. 잠복기가 지난 후 과다한 물 같은 설사가 갑자기 시작되어 발생하며 보통 복통없이 하루 20~30차례정도 설사를 한다. 구토가 동반될 수 있다.

발병 후 수 시간 내에 사망하는 경우도 있으며 치료하지 않는 경우에 치명률은 50%를 넘지만, 특히 어린아이일 경우 단지 설사만을 하는 경증일 때 잘 치료하면 사망률을 1% 이내로 줄일 수 있다.

수 시간 내에 몸의 수분이 급속히 빠져나가는 탈수현상과 이로 인한 쇼크로 사망할 수 있다.

국내에서도 때때로 유행되지만 국내에 토착된 질환은 아니며 그 때마다 외국에서 전파되는 검역대상 질병이다. 증상이 심한 환자 1명 당 약 100여명의 무증상 보균자가 있을 정도로 무증상 보균자가 많아서 급속히 전파될 수 있는 전염병이다.

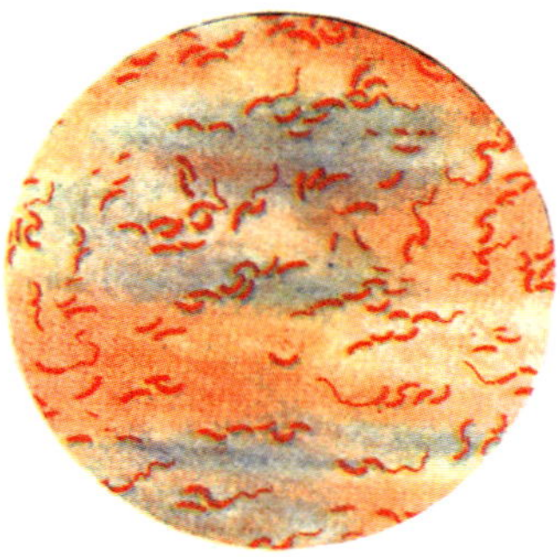

◆ 그림 9-1. 콜레라균의 형태(*Vibrio cholerae*)

2. 병원체

*Vibrio cholerae*로 단간균이며 한 개의 편모를 가지고 있다. 운동성이 있고, 그람 음성균이며, 형태는 콤마(,) 모양이나 간혹 나선형인 것도 있다. 인도지방 등에서 유래한 고전형(Classical) 콜레라와 이의 생물학적 변이형인 엘토르(El Tor)형 콜레라가 있다.

저항력은 pH 6.0 이하나 56℃에서 15분간 가열하면 균이 죽는다. 실온에서는 약 2주, 물에서는 수일간, 그리고 하천과 해수에서는 더 오래 생존한다. 냉장이나 냉동상태에서는 증식되지는 않으나 균이 죽지 않는다.

3. 치료와 예방

항생제 치료로 치료한다. 적절한 치료를 하면 장기 보균이 드물다. 콜레라의 주된 사망원인은 체내 수분 고갈에 따른 탈수와 이로 인한 쇼크이므로 중요한 치료법으로는 등장용액 식염수(isotonic saline solution)를 정맥 내에 주입하여 탈수, 산증(acidosis)으로 인한 사망을 예방한다. 수분, 염분 및 알칼리가 보충되어야 한다.

환자의 균 배출기간은 약 2~3일 정도로 짧고, 감염에는 1억~1000억개에 이르는 많은 수의 균이 필요하므로 직접 접촉전파는 무의미한 정도이다. 사균 백신에 의한 인공능동면역은 몇 년간 유효하다.

제일 효과적인 예방 방법은 오염된 음식물이나 식수의 섭취를 금하는 것이다. 물과 음식물은 철저히 끓이거나 익혀서 먹어야 한다. 개인위생관리를 철저히 하며 특히 음식물을 취급하기 전과 배변 직후에 손을 씻어야 한다.

3 장티푸스(Typhoid fever)

1. 개요

제1군 감염병 중 우리나라에서 발생률이 가장 높은 질병이며, 장티푸스를 다른 말로 염병, 열병, 장질부사, enteric fever라고도 한다.

지속되는 고열, 복통, 비장 비대, 섬망, 기타 전신 질환을 보인다. 소아의 경우 설사가 잘 나타나는 반면, 성인에서는 변비가 있는 경우가 흔하다.

잠복기간은 보통 1~3주이다. 발열은 서서히 상승하여 지속적인 발열이 되었다가 오르내림열이 되어 해열되는 특징적인 열 형태를 갖는다. 치료하지 않을 경우 3~4주 정도 병이 지속된다. 사망률은 10%이나, 초기에 적절한 항생제 치료가 이루어지면 크게 감소한다.

2. 병원체

살모넬라 타이피균(*Salmonella Typhi*)의 감염에 의한 급성 전신성 열성질환이다. 이 균은 사람만이 병원소이다.

체외에서 생존할 수 있는 시간은 대변에서는 60시간 내외, 물에서는 5~15일, 얼음에서는 3개월 내외이며, 아이스크림에서는 2년, 고여 있는 물에서는 6개월, 우유에서는 2~3일, 육류에서는 8주, 과일에서는 6일 등으로 생존기간이 비교적 길고 추위에도 강해 위생상태가 나쁜 지역에서 계속 유행할 수 있다.

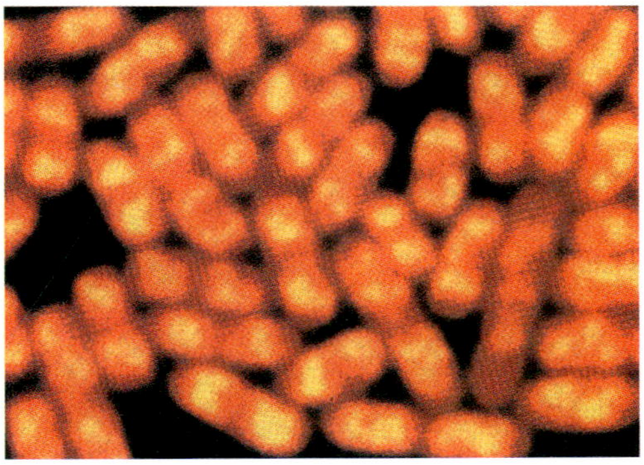

◆ 그림 9-2. 장티푸스균(*Salmonella typhi*)

3. 치료와 예방

환자는 열로 인해 수분과 전해질 유실이 심하므로, 수분과 전해질의 대량 섭취가 필요하다. 주로 항생제로 치료한다. 항생제 효과는 서서히 나타나서 2~3 일이 지나야 열이 떨어지기 시작해 정상체온으로 되기까지 5~7 일이 걸린다. 완쾌 후에는 일반적으로 영구면역을 얻는다. 화학요법으로 치료된 자는 영구면역을 얻기 힘들며 인공능동면역은 사균백신에 의한다.

장티푸스 관리상 가장 중요한 것은 개인위생 및 철저한 환경위생이다. 장기 보균자에 대한 관리가 중요하며, 2년간 보균검사를 실시한다.

4 세균성 이질(Bacillary dysentery)

1. 개요

세균성 이질은 갑자기 심한 복통, 구토, 경련, 뒤무직(tenesmus, 대변을 보고 나서도 또 대변을 보고 싶은 느낌)이 있고 고열과 함께 하루에도 수십회 일어나는 설사가 특징적인 급성 세균성 질환이다. 심하면 혈액과 점액, 농이 섞인 대변을 본다. 매우 적은 양(10~100개)의 세균도 감염을 일으킨다. 간혹 경미하거나 증상 없이 지나기도 하는 등 질병의 정도와 치명률은 환자의 감수성에 따라 다르다. 탈수증이나 심할 경우 신부전이나 사망에 이를 수 있다. 증상은 보통 4-7일이 지나면 회복된다.

2. 병원체

이질균에는 *Shigella dysenteriae*, *S. flexneri*, *S. boydii*, *S. sonnei* 등이 있다. 이질균은 단간균으로 편모가 없고 그람 음성균이며, 아포 및 협막을 만들지 않는다. *S. dysenteriae*는 10개의 혈청형이 있고, 체외독소(exotoxin)를 분비하는 까닭에 독성이 강하여 신경계통 증상이 있다.

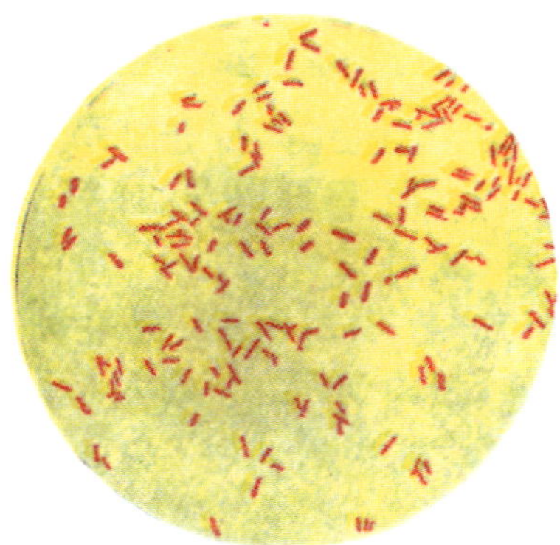

◆ 그림 9-3. 이질균의 형태(*S. dysenteriae*)

3. 치료와 예방

예방접종은 실시되지 않으며 잠복기간은 2~7일 전후이나 대부분 4일이다. 전염기간은 2~3주간이다. 치료는 수액 요법을 통한 수분과 전해질 공급, 수혈 등으로 이루어지며, 테트라시클린 등의 항생제도 쓴다. 무엇보다 세균성이질의 가장 효과적인 예방책은 위생상태 개선이다.

5 장출혈성대장균감염증

1. 개요

장출혈성대장균감염증은 O-157 등의 장출혈성대장균 감염에 의하여 출혈성 장염을 일으키는 질병이다. 1982년 미국에서 처음 보고 되었으며, 1996년 일본에서 O-157균에 의한 장출혈성대장균감염증으로 8,000여 명의 환자가 발생했다. 우리나라에서는 2000년 제1군감염병으로 지정된 이후 2003년 국내 최초로 집단발병(52명)이 확인되었으며, 이후에도 꾸준히 보고되고 있다.

발열을 동반하지 않는 급성 혈성 설사와 경련성 복통이 특징이다. 설사는 경증으로 혈액을 포함하지 않는 것에서부터 대부분 혈액만 나오는 상태까지 다양하다. 발열이 없고 설사변에 백혈구가 없는 것이 다른 질환과 다른 특징이다. 대개 1주일이면 치유된다. 용혈성 요독 증후군이나 혈전성 혈소판 감소증 등의 합병증이 생기는 경우도 있다.

2. 병원체

장출혈성대장균(*Enterohemorrhagic Escherichia coli* ; EHEC) 감염에 의한 출혈성장염을 일으킨다. 주요 원인균은 O157:H7이며, 그 외에 O17:H18, O26:H11, O11:H8 등이 있다.

O(Ohne hauch)는 균체세포벽 성분인 당분자의 종류와 배열방법에 따른 분류로 현재까지 총 173종류가 있으며 O157이란 157번째에서 발견되었다는 의미이다. 또 H는 편모에 존재하는 아미노산의 조성과 배열방법에 따른 분류로 총 60여종이 발견되었으며 H7이란 7번째에서 발견되었다는 의미이다. 현재 O와 H의 조합에 의해 약 2,000여종의 장출혈성대장균이 발견되었다. 특징적인 장점막 부착성을 가지며, 내산성으로 pH 2~4에서 생존 가능하다. 균 자체는 70℃에서 2분이면 죽는다.

3. 치료와 예방

설사로 인한 탈수를 보충하기 위해 수액요법을 실시한다. 항생제 투여의 의의가 명확하지 않고 ulfamethoxazole과 trimethoprim은 용혈성 요독증 증후군 같은 합병증을 촉진한다고 알려져 있어 항생제 사용에는 신중을 기해야 한다.

육류 제품은 충분히 익혀 섭취하고, 날 것으로 섭취하는 야채류는 염소처리한 청결한 물로 잘 씻어 섭취한다. 철저한 개인위생(손 씻기 등) 수칙의 준수가 필요하다. 주된 병원소인 소를 비롯한 가축사육목장에 대한 종합적 방역감시와 도축장 및 육류가공처리 과정에 대한 오염방지책을 수립하고 위험식품에 대한 지속적 감시체계가 마련되어야 한다.

6 척수성 소아마비(회색질척수염, Poliomyelitis)

1. 개요

척수성 소아마비(회색질척수염, Poliomyelitis)는 폴리오 바이러스에 의해 유발되는 병이다. 중추신경계의 손상으로 주로 소아에게 나타나며 하지에 영구적인 마비를 일으키는 급성 감염병 질환이다. 척수의 앞뿔운동신경세포를 선택적으로 침범하여 운동마비를 일으키는 것이 특징이다.

폴리오 바이러스에 감염됐다고 해서 반드시 신경마비가 오는 것은 아니다. 감염 후 아무런 증상 없이 지나가든가 혹은 가벼운 소화기 증상이나 감기 증상만을 나타내는 경우가 대부분이다. 쉽게 피로감을 느낀다거나 발열, 두통, 인두통, 오심, 구토, 근육통등의 증상이 나타나는데 1~2일후 이들 증상이 가라앉고 2~3일후에는 외관상 치료가 된것처럼 보인다. 운동마비가 나타나는 것은 발열이 절정에 달한 직후의 해열시기에 일어나는 경우가 많다. 마비는 2일 정도 진행되기도 하지만 그 이후는 진행하지 않는다. 또한 마비가 초발 증상이거나 뒤늦게 2~3주후에 발생하는 일도 있고, 열은 4~7일 사이에 내리는 것이 보통이다. 마비된 근육은 3주 이상 경과하면 근육위축이 두드러지게 나타나는데, 이것은 서서히 진행한다.

2. 병원체

*Enterovirus*속의 Polio virus로 면역학적으로 Ⅰ형, Ⅱ형, Ⅲ형 3종이 있다. Poliovirus Ⅰ형이 많고, Ⅲ형이 그 다음으로 많다.

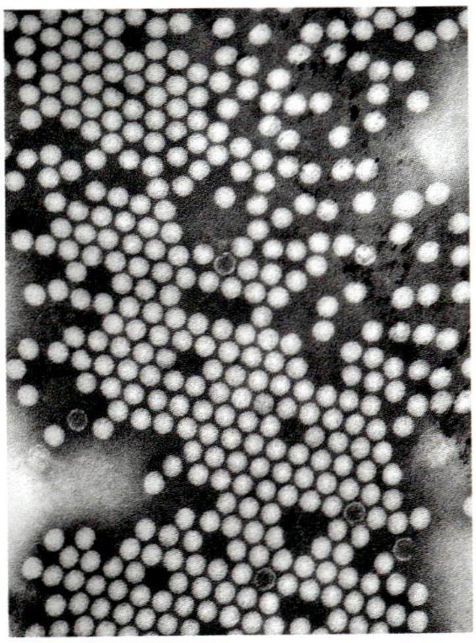

◆ 그림 9-4. 현미경으로 관찰한 폴리오 바이러스

3. 치료와 예방

특별한 치료법은 없다. 이환된 신경의 급성증상에 대해서는 보존적 요법을 행하고, 증상이 호전된 후에는 치유되지 않은 마비에 대한 재활훈련을 시행한다.

예방접종이 제일 좋은 예방책이며, 예방접종은 생후 2, 4, 6개월에 3회 기초접종을 실시하고 만 4~6세 때 1회 추가접종을 실시한다.

성인은 유행지로 여행하거나 유행지에서 의료에 종사하는 경우 불활화백신을 3회 접종받도록 권고하고 있다.

7 A형 간염(Infectious hepatitis)

1. 개요

RNA 또는 DNA 바이러스가 간세포에 침입하여 염증을 일으킨다. 간염의 종류에는 급성인 A형(infectious hepatitis)과 만성의 B형(serum hepatitis), 그리고 급성과 만성 모두의 경과를 보이는 C형(Non-A, Non-B hepatitis)이 있는데 최근에는 D형(염증성간질환)도 발견되었다.

유행성간염(A형)과 혈청간염(B형)은 모두 전염성 질환이라는 공통점이 있지만 감염 경로는 각기 다르다. 감염 경로로 A형 간염바이러스는 감염된 물이나 음식을 통하여 경구감염, 또는 환자와의 직접 접촉에 의해서 감염된다. B형 간염바이러스는 오로지 환자의 혈청, 혈액으로만 감염된다.

이중 A형은 주로 어린 연령층에서 급성간염을 일으키나 대부분이 쉽게 회복되는 반면 B형 간염은 치료가 잘 안되고 만성간염으로의 이환율이 높아 말기에는 간경변이나 간암으로 되기 때문에 치사율이 매우 높다.

잠복기는 15-50일(평균 약 28일)로 사람간 직접적인 접촉과 분변에 오염된 식수 혹은 음식을 섭취에 의하여 전파 되는데, 간에서 복제된 A형간염 바이러스가 담즙으로 배출, 대변에서 높은 농도로 검출된다. 황달이나 간효소 수치 상승이 되기 2주전 동안이 대변에서의 바이러스 농도가 가장 높으며 황달이 나타난 후로는 빠르게 감소한다.

초기 특징은 전형적인 유사 감기 증상으로 거의 모든 급성 바이러스성 감염과 비슷한 특징을 보인다. 발열, 식욕감퇴, 구역, 구토, 쇠약감, 복통, 설사 등 다른 바이러스 간염과 유사하다. 소아에서는 거의가 증상이 없는 불현성 감염(6세 이하에서 약 50%가 무증상)을 보이나, 연령이 높아질수록 증상이 심해진다.

2. 병원체

A형 간염 virus이다.

3. 치료와 예방

치료방법은 항생제요법과 충분한 안정, 고단백 식이요법이 유효하다.

예방책으로는 개인위생을 철저히 하고, A형 간염 백신 접종을 실시한다. 간염바이러스의 변종이 계속되어 나타나는 점을 감안하여 개인위생을 철저히 하는 것이 중요하다.

손씻기, 수건이나 식기, 치솔, 면도기 등을 따로 쓰도록 한다. 특히 우리나라의 음주문화나 식생활습관은 간염예방 차원에서 많은 개선이 요구되고 있다. 이외에도 상하수도 정비, 식수원 오염방지, 식품 및 취급자 위생관리를 철저히 한다.

8 살모넬라증(Salmonellosis)

1. 개요

균에 오염된 우유, 달걀, 고기 등의 동물성 식품이나 감염 동물의 분변에 오염된 음식물, 식수를 먹어서 감염된다. 오염된 채소나 과일이 원인이 될 수도 있다.

잠복기간은 6~72시간, 보통 12~36시간이다. 급성으로 발열, 두통, 설사, 구역, 구토 등의 위장 증상이 나타난다. 탈수가 일어나고, 유아나 고령자는 중증이 될 수 있으며, 급성 증상은 1~2일만에 사라지나 식욕 부진과 설사는 7일간 계속되기도 한다. 때로는 급성장염으로 시작되어 패혈증이나 농양, 관절염, 담낭염, 신우신염 등을 초래하며 유아나 고령자 등에서 사망하는 경우가 있지만 대단히 드물다.

2. 병원체

*Sallmonella*는 2,000가지가 넘는 혈청형이 있는데 많은 혈청형이 인간과 동물에게 병을 일으킨다. 그 중에 *S. typhimurium*, *S. enteritidis*가 흔하다.

3. 치료와 예방

합병증이 없다면 수액보충과 대중치료가 적절하다. 많은 항생제가 실제 환자에게는 별 효과가 없다. 항생제는 보균자를 치료할 수 없고, 오히려 배균기간만 연장시킬 수 있다. 그러나, 유아나 고령자, 허약자, HIV감염자, 고열이 계속되는 사람, 합병증을 가진 중증 환자에게는 항생제를 투여한다.

식품 제조자와 조리 종사자의 교육에 힘쓰며, 업무 전후와 업무 중에 손을 철저히 씻도록 한다. 냉장 냉동은 소량씩하고 동물성 식품은 완전히 가열하며 조리장 내의 교차오염을 피하고, 조리장을 청결하게 하여 쥐나 곤충의 침입을 저지하는데 노력한다.

달걀은 유통 및 조리단계에서 적절하게 관리하며 3주 내에 가능한 가열하여 먹고, 특히 균열이 생기거나 더럽혀진 것은 충분히 가열한다. 유통과정에는 20℃ 이하에 보존하고, 냉장고는 8℃이하로 한다.

9 장염비브리오식중독

1. 개요

장염비브리오균(*Vibrio parahemolyticus*)은 염분이 높은 바닷물에 존재하며 해수의 온도가 상승하면 활발하게 번식해 주로 여름철에 어패류를 오염시키고, 오염된 어패류를 조리하는 과정에서 교차오염 등으로 사람에게 식중독을 일으킨다. 산발적으로 혹은 집단적으로 발병하며 사람에서 사람으로의 전염은 없다.

잠복기는 8~20시간(평균 12시간)이며, 증상은 복통, 설사로 시작하여 구토, 두통, 권태감 등을 호소하는 전형적인 급성위장염을 일으킨다. 발열은 37.5~38.5℃정도이고 고열은 없다. 설사는 대부분 1일 수회 정도이나 중증인 경우에는 점액변과 점혈변을 배설하는 경우도 있다.

2. 병원체

장염비브리오균(*Vibrio parahemolyticus*)은 해수의 상재세균의 일종으로 음성 무아포의 혐기성(피산소성) 간균이다.

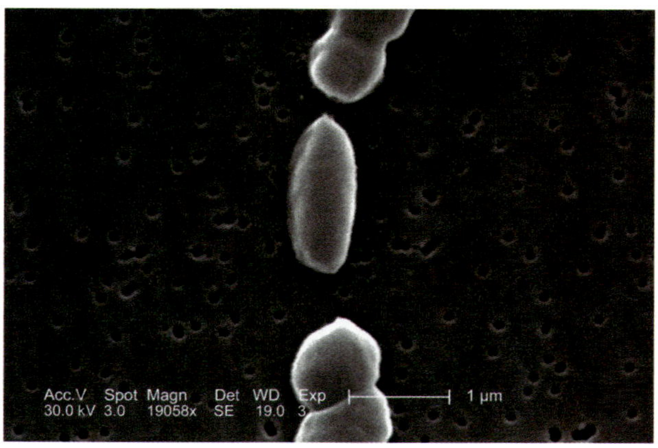

◆ 그림 9-5. *V. parahemolyticus*

3. 치료와 예방

장염 비브리오균에 의한 급성 위장관염은 대부분의 경우 증상이 심하지 않고 자가 치유되므로 치료할 필요가 없다. 그러나 심한 경우에는 수분과 전해질을 공급하여야 하며 겐타마이신, 클로람페니콜, 테트라싸이클린 등의 항생제를 투여하고 패혈증과 쇼크(shock)에 대한 일반적인 치료가 필요하다.

예방을 위해서는 어패류 등 수산물은 충분히 가열하여 섭취하고 특히 회 등 날 것으로 섭취하는 수산물을 취급하는 업소에서는 조리기구를 반드시 구분하여 사용하며, 교차오염을 방지하고, 세척과 소독을 자주 실시하여 준다.

Chapter 10

접촉성 감염질환

Chapter 10

접촉성 감염질환

학습목표

- 성적매개를 통해 전파되는 주요 질병의 원인이 되는 미생물들의 이름을 나열할 수 있어야 한다.
- 성 접촉으로 전파되는 질병들을 예방하기 위한 방법들을 알아야 한다.
- 사람과의 접촉을 통한 심각한 전염성 눈의 질병에 대해 설명할 수 있어야 한다.
- 사람과의 접촉에 의한 미생물 질환의 예를 들 수 있어야 한다.
- AIDS, 포도상구균 감염, 연쇄상구균 감염, 나병의 감염경로를 알아야 한다.
- B형 간염의 예방과 관리법을 알아야 한다.

1 개요

접촉성 감염질환으로는 성매개감염병과 접촉성 피부질환이 있다. 이 질환들의 공통점은 감염원인 병원미생물이 체외에서는 생존하기 힘들어서 감염경로가 밀접한 접촉에 의해서만 이루어진다는 점이다.

특히 접촉성 피부질환은 미용인의 업무 특성상 고객과의 밀접한 접촉이 빈번하다는 점에서 필히 숙지해야할 질환이다. 또한 고객의 혈액에 노출될 가능성이 있는 미용인들은 성매개감염병이 혈액으로도 전파될 수 있으므로 각 질병의 전파 방식이나 특징을 충분히 알고 있어야 하겠다.

2 성매개감염병

1983년 세계보건기구 성병전문가위원회에서 종래 성병이라고 불리던 질환군을 성전파 질환(Sexually Transmitted Diseases)이라고 개칭하였다. 성매개감염병은 성교나 성적접촉, 혈액으로 전파되는 등의 특별한 조건 아래서 전파되는 것이므로, 이러한 환경과 조건에서 전파될 수 있는 모든 질환이 동시에 전파될 수 있다는 특징이 있다. 이러한 성매개감염병은 면역이 되지 않는 질병에 속한다.

성매개감염병은 경제, 문화, 전쟁, 국민성 등의 사회적 여건과 밀접한 관계를 갖고 있는 사회질병으로 이들 사회여건의 하락과 정비례하고 생활수준의 향상과는 반비례한다. 그러나 성매개감염병은 의학적으로 진단, 치료를 확실하게 할 수 있는 것으로 예방이나 관리가 특히 가능한 질병이다.

AIDS는 성 접촉 뿐만 아니라 HIV(Human Immunodeficiency Virus)에 감염된 혈액을 통해서 전파된다. 그러므로 부모로부터 획득된 감염인지의 여부도 고려해야 한다.

1. 매독(梅毒, syphilis)

'매독(梅毒)'이라는 이름은 1기 매독의 피부궤양이 매화꽃 같은 모양이라고 해서 붙었다. 매독의 영문명은 syphilis인데, 이것은 이탈리아의 시인이자 의사인 G. Fracastoro(1478~1553)가 1530년에 쓴 'Syphilis sive Morbus Gallicus' 이란 제목의 시에서 유래한 것이다.

두창이 작은 종기(Small Pox)란 뜻에 비해 매독은 대조적으로 커다란 종기(Great Pox)라고 불렀으며, 중세에는 매독을 이방인이 가져다 준 병이라고 여겨서 터키에선 기독교인병, 네덜란드에서는 스페인병, 러시아에서는 폴란드병, 중국에선 포르투갈병, 프랑스에선 나폴리병, 이탈리아, 독일에선 프랑스병이라고 했다고 한다.

1) 임상적 특징

매독은 중추신경계, 심혈관계 및 기타 장기나 조직 등에 침입하여 심한 병변을 일으키며, 여성의 경우는 유산, 사산의 원인이 되고, 태아에도 전파된다. 1905년 Schaudin과 Hoffmann에 의해서 발견된 병원체(*Spirochaeta pallidum*)가 성교나 키스에 의해 피부조직 내로 침입하여 생기는 질환으로 신체의 모든 부위를 침범할 수 있다.

잠복기 매독환자의 혈액이나 조기매독의 혈청반응 음성기의 혈액도 전염성이 있다. 즉 불현성 병소(inapparent lesion)도 잠재적으로 전염성이 있다. 임신부로부터 태아에게 감염되는 것은 모체가 감염된 후 4년간이 대부분이나 간혹 모체감염 10년 또는 그 이상 경과 후에도 선천성 매독을 일으킬 수 있다.

(1) 제1기 매독(Primary syphilis)

임상증상은 감염 후 10~90일, 평균 3주에 나타난다. 조기병변은 병원균이 침입한 부위의 변두리에 단단한 조직이 생기고 궤양이 생겨서 분비물이 나온다. 이것을 굳은 궤양(chancre)이라고 한다. 이 병변은 전혀 통증이 없고 며칠 후에는 저절로 사라진다.

그러나 제1기 매독은 흔히 전형적인 발진이 없고 작고 많은 다른 피부발진과 비슷한 유통발진, 즉 비전형적 하감이 나타난다. 매독균이 침범한 부위는 입술, 혀, 편도선, 유방, 손가락 또는 항문과 같이 어디에서나 나타난다. 제1기 매독진의 약 95%는 외음부와 그 근처에 생긴다. 즉 여성에게는 흔히 자궁경관이나 음순에 나타나며 남성은 음경에 나타난다.

제1기에는 흔히 굳은 궤양이 나타난 후 1주까지도 음성이므로 제1기 매독은 혈청반응에 의해서는 증명이 안되며 외음부병소 암시야 검사(dark field examination)가 중요하다.

1기 매독에서는 항상 치료와 관계없이 4~6주만에 사라지므로, 연고같은 외용치료제는 질병에 치료적 가치는 없다는 것을 주목해야 한다.

매독은 이 기간 동안에 감염성이 제일 높다.

(2) 제2기 매독(Secondary syphilis)

매독의 2차 증세는 1차 경성하감이 나타난 후 약 6주~3개월이면 나타난다. 전신반응으로 피부와 점막에 발진과 가벼운 미열, 권태감, 흉통 및 인후통(sore throat)이 있다.

제2기 매독의 발진은 반점(macule), 구진(papule), 고름물집(pustule)이다. 발진은 수두, 홍역, 성홍열 혹은 천연두와 같은 모양이나 때로는 발진이 너무 작아서 잘 발견할 수 없을 정도이다. 발진은 몸과 사지뿐 아니라 손바닥, 발바닥 등 전신에 퍼져 있다. 매독은 손바닥과 발바닥에 발진이 생기는 소수 질환 중의 하나이다.

구강과 음부의 점막에도 침범되어 습한 병소(moist lesion)에 나타나는데 점막반(mucous patch)으로 알려지고 있다. 외음부나 항문 주위 점막의 매독진과 비대성으로 나타나는 편평콘딜로마(condylomata latum)와 점막반점(mucous patch)에는 매독균(*Treponema pallidum*)이 무척 많이 포함되어 있어 감염성이 강하다.

이런 증상은 감염의 2단계 후반에 나타난다. 2단계에서 일어나는 기타 증세는 매독성 탈모증(syphilitic alopecia)으로 반점 있는 곳에 머리카락이 일시적으로 빠진다. 탈모증은 약 10%의 환자에서 나타난다. 눈썹이 일부 빠지는 수도 있다. 전신 림프절병(lymphadenopathy)은 대부분의 환자에서 나타난다.

1차 단계에서와 같이 2차 단계 증세는 2~6주에 치료 유무와 관계없이 사라진다. 2차 단계는 1차 단계의 병소가 보통 한군데인데 비해 병소가 다발적이기 때문에 보다 전염성이 높은 것으로 생각된다.

(3) 잠복매독(Latent syphilis)

잠재기간은 제2기 매독에 이어서 나타난다. 잠복기에는 인지할 만한 임상증세는 없고 진단은 혈청검사에 기반을 두어야 한다. 1~2차 단계의 기왕력도 파악해야 한다. 감염이 4년 동안 계속되면 임신부가 태아에게 감염시키는 것을 제외하고는 전염은 드물다. 잠복매독에서는 임상증상이 확실치 않으나 내장에서는 큰 변화가 일어나고 있다.

(4) 후기매독(Late syphilis or tertiary syphilis)

매독의 후기증세는 처음 감염 후 15~20년에 나타난다. 이 단계의 병소는 내장 기관에 고무종(gumma)이 생겨 장기의 기능이 장애를 받는다. 고무종은 무통성 피하종루로 시작하여 점차 부드러워져서 피부 외부로 파열되어 고무 모양의 점액물을 분비한다. 매독은 심장순환계와 중추신경계에 친화성(affinity)이 있으며 골격계와 피부에도 침입한다. 이 병소는 감염력은 없으나 상당한 조직이 파괴된다.

2) 병원체

스피로헤타(Spirochaeta)인 *Treponema pallidum*이다. 건조와 온도변화에 대해서 민감하고 혐기성균이다. 이 균은 비소, 비소화합물, 건조, 가열 등에 의해 쉽게 파괴되는 특성을 가지고 있다.

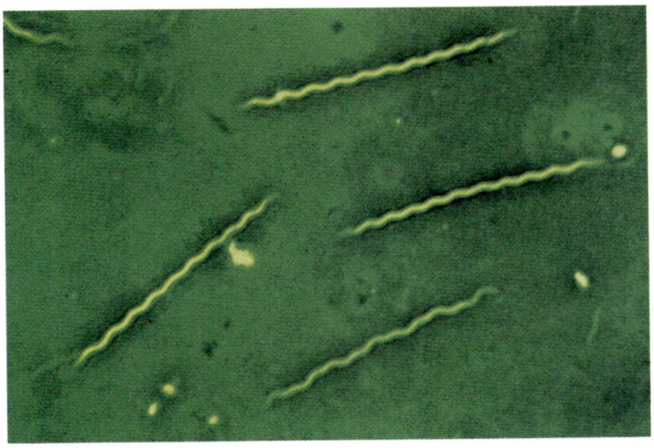

◆ 그림 10-1. *Treponema pallidum*

3) 병원소와 전파 경로

사람이 유일한 병원소이다. 감염자의 개방병소나 점막의 습윤성 삼출액, 전염기에 있는 사람의 체액 및 분비액을 통해서 전파한다. 수혈을 통해 전파되는 수도 있다.

4) 잠복기

잠복기는 10~90일, 보통 3주간이다. 1기와 2기 및 감염 후 점막증상이 있는 2~4년 간헐적으로 전염성이 있다. 후에는 거의 전염성이 없다.

5) 치료

penicillin이 제1선택제이며, 아직 내성균은 알려지지 않고 있다. 알레르기가 있는 환자에게는 erythromycin, tetracycline 등이 유용하다. T. pallidum 감염증의 치료는 초기에 완전히 치료하는 것이 바람직하다.

6) 면역과 예방

누구나 감수성이 있으며 면역 여부에 관해서는 불명이다.

항생물질의 내복 또는 주사가 유효하지만 보다 효과적인 것은 콘돔의 사용이다. 매독이 의심되면 정밀검사로 확인하는 것이 좋다. 임산부가 매독에 걸리면 태아가 선천성 매독(congenital syphilis)에 감염될 수 있다.

2. 임질(gonorrhea)

A.D. 150년에 그리스 의사인 Galen에 의해서 발견된 가장 흔한 성매개감염병 중의 하나이다.

임질은 생식기를 널리 침범하여 불임증이 될 수 있으며 실명, 관절염 등의 원인이 되기도 한다. 1879년 독일의사 Albert Neisser가 원인균을 규명하고 임질균(gonococcus)이라고 명명했으며, 1884년 H. C. J. Gram이 염색기술을 소개함으로써 더욱 명확하게 확인되었다.

1936년 sulfanilamide가 사용되기까지 임질 치료는 전혀 진전이 없었다. 그러나 임균이 곧 sulfanilamide에 저항력을 발휘하면서 다시 치료가 어렵게 되었으나, 그 후 penicillin 치료의 성공으로 임질 환자는 많이 감소되었다. 전세계적으로 발생되며 신생아의 눈 감염이나 소녀의 음부 전염같은 특수한 경우를 제외하고는 성교로 전파된다.

1) 임상적 특징

성 접촉(남성 성기, 질, 구강, 항문)을 통해 전파되며, 출산 시 태아가 질을 통과할 때 신생아에게 전염시킬 수 있다. 이것은 실명, 관절염, 생명에 위협적인 혈액감염의 원인이 될 수 있다.

(1) 남성

남성에 있어 초기증세는 24시간 이내에 나타나는데 배뇨시 작열감(burning sensation)과 요도(urinary meatus) 종창과 발적을 보인다. 최초 증상 후에 점액농성(mucopurulent) 분비물이 1~3일 후에 분비되며, 분비물의 양은 사람에 따라서 차이가 있다. 치료하지 않으면 계속 심해지고 수주간 지속되므로 남성들은 치료를 소홀히 할 수 없게 된다. 치료하지 않으면 전립선염(prostatitis)과 정낭염(seminal vesiculitis), 부고환염(epididymitis)이 생기며 열이 나고 부고환염이 있으면 국소에 통증을 느낀다.

(2) 여성

초기에 증상이 미미하기 때문에 치료시기를 놓쳐 보다 많이 만성 과정을 밟게 된다. 여성에서는 치료하지 않은 임질은 3단계로 진행된다.

초기단계는 성교후 수일 내 시작된다. 즉 요도염이나 자궁경부염(cervicitis)으로 진행되어 배변시 작열감과 가벼운 질분비물을 배출하게 된다. 이 염증 반응이 너무나 미약해서 심한 불편은 주지 않기 때문에 바로 자각하지 못하고 대부분 치료되지 않은 상태로 남게 된다. 그러면 흔히 바르톨린선(Bartholin's gland), 스킨 선(Skene's gland)에까지 염증이 파급된다. 외음부와 질경관의 평편상피세포까지는 침입하지 않으나 균체가 경관을 통하므로 염증상태와 미란(erosion)이 생기게 된다.

염증이 파급되면 자궁경내막염(endocervicitis)과 자궁내막염(endometritis)이 생길 수 있다. 나팔관과 난소에까지 침입해서 결과적으로 골반염이 되게 한다. 심한 난관염(salpingitis)이나 골반복막염(pelvic peritonitis)을 즉각적으로 조절하기 위해서는 자궁, 나팔관 및 난소 절제술이 필요할 수 있다.

임질균은 주로 월경 중에 파급된다. 자궁에 이상이 생기면 2단계 임질이라고 부르며 3단계는 만성 감염상태이다.

2) 병원체

Neisseria gonorrhoeae(임질균)은 그람음성의 쌍구균(diplococcus)이며 건조에 약하다. 여성의 자궁경부, 자궁, 나팔관이나 여성과 남성의 요도와 같은 따뜻하고 습기가 많은 생식기관에서 증식한다.

3) 병원소 및 감염 경로

사람이 유일한 병원소이다. 대부분 성교에 의해 전파된다. 신생아 임균성 안염은 출산시 감염된 산모의 산도를 통해서 감염된다. 여자는 목욕탕, 직장온도계 등의 비위생적 사용 등으로 간혹 전염된다.

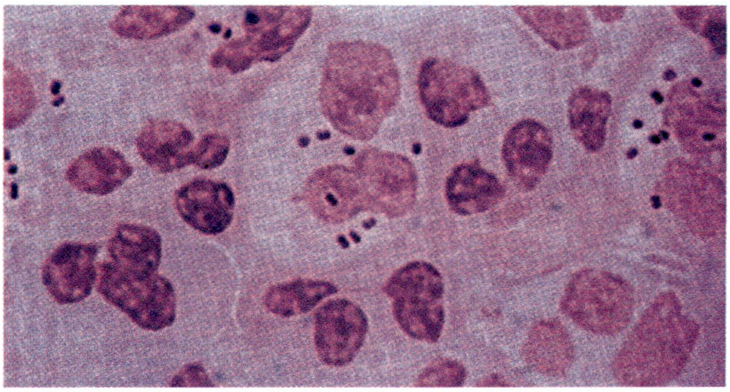

◆ 그림 10-2. 다형핵 백혈구에 포식된 임균

4) 잠복기

잠복기는 다양하며 짧으면 2~10일, 길면 21일 정도이다. 감염된 사람의 분비물이 사라질 때까지 치료하지 않으면 수개월부터 수년에 이르지만 즉시 치료를 하면 24시간 이내에 전염력을 줄일 수 있다.

5) 면역

감수성은 보편적이다. 이완후 면역은 없다.

6) 치료

Penicillin이 가장 유효하였으나 근년에 내성균이 증가되고 있다. Spectinomycin이나 cephalosporin이 유효하다. 신생아의 농루안 예방에는 종래 1~2%의 질산은을 점안했으나 현재는 항생물질이 사용되는 경우가 많다.

파종성 임균 감염에는 일반적으로 ceftriaxone이나 spectinomycin의 정맥내 혹은 근육내 주사로 치료하지만, penicillin에 감수성을 보이면, ampicillin이 효과적이다. 1주일간의 치료로 효과를 얻을 수 있다.

7) 예방

원칙적으로 매독의 예방과 같다. 성적 문란 행위를 단속하고, 폭로 전후의 예방치료 방법 특히 고위험성 접촉자일 경우에는 콘돔사용 등 개별적 예방법을 교육시킨다.

3. 비임균성 요도염(nongonococcal urethritis, NGU)

임균 이외의 병원성 미생물로 성행위에 의해 이환되는 요도염이다. 임질과 동시에 감염될 수 있고 임질치료만 하면 이러한 증상은 남게 된다. 배양과 도말검사를 해도 임질균이 검출되지 않는다. Chlamydia와 그 밖의 비임균성균이 검출된다. 미국, 영국 등 세계적으로 퍼져 있는 성병으로 임질보다 일반주민에게 더 급속히 증가하고 감염률이 높다.

1) 임상적 특징

임질과 구별이 어렵고 임질보다 경증이며 혼탁뇨, 요도 소양감, 배뇨이상, 배뇨시 작열감 등이 있다. 임상과정은 흔히 간헐적이고 악화와 경감이 반복된다.

2) 병원체

병원체의 50%가 *Chlamydia trachomatis*이다. 나머지 5%가 *Herpes virus* type 2, *Candida*, *Trichomonas vaginalis* 등이다.

3) 병원소 및 감염 경로

사람이 병원소이고 성행위로 전파된다.

4) 잠복기

확실치 않으나 5~7일 혹은 그 이상이다.

5) 면역

일반적으로 감수성이 있으나 획득 면역은 없다.

6) 예방

보건 및 성교육을 실시하고 요도 분비물에 오염된 옷과 침구 등을 소독한다.

4. 후천성 면역결핍증 (acquired immunodeficency syndrome, AIDS)

1) 개요

1981년 여름에 미국 질병관리센터(CDC)에서는 Pneumocystis 폐렴의 발생과, Kaposi sarcoma로 알려진 흔치 않은 암, 많은 수의 다른 심각한 기회 감염에 대한 보고가 있었다.

이 모두가 예전에 건강하고 젊은 동성연애 남성으로 뉴욕이나 샌프란시스코 같은 대도시에 사는 사람들이었다. 그로부터 얼마 지나지 않아서, 증상이 미국 전역의 다른 인구 집단에서도 알려졌다. 이러한 집단의 구성은 혈우병 환자, 정맥 주사용 마약 사용자, 미국 내 아이티 거주자, 적은 수의 수혈을 받은 사람들까지 포함되었다.

이 질환은 결국 기회감염에 감수성을 가지도록 면역 결핍을 일으키기 때문에 후천성 면역 결핍증(AIDS)이라 불리게 되었다. AIDS는 성접촉과 오염된 혈액의 정맥 내 주입으로 확산되는 것으로 밝혀졌다.

2) 임상적 특징

AIDS 그 자체는 병이 아니고 인체에 침입하면 면역기능이 상실되어 각종 병원균에 대해 무방비 상태가 되는 것이며 이때 평소에 활동을 못하고 잠재해 있던 virus나 곰팡이들이 활동을 시작하거나 새로운 균이 아무런 저항을 받지 않고 침입하여 결국은 사망하게 되는 질병이다. 성병은 아니지만 한국에서는 대부분이 성문제로 발생되기 때문에 여기에서 다룬다.

AIDS의 임상증상 진행과정은 아래와 같다

AIDS 전단계	지속성인 부정형 발열, 심한 체중감소, 간장 · 비장 비대, 잠자리에서의 식은 땀, 사타구니의 림프선이 부어오르고, 심한 피로감 및 탈력감이 온다.
1 기	설사와 불규칙한 변비와 식욕부진이 온다.
2 기	마른 기침, 가래, 호흡곤란이 오고, 음식물을 삼키기 어려우며 목구멍에 통증이 온다.
3 기	피부나 점막에 출혈반, 코피, 혈담, 토혈 혹은 하혈, 혈뇨 등의 증상과 의식이 몽롱하고 혀 가장자리나 양 볼에 백반이 생긴다.

3) 병원체

대부분의 질병에 발견되는 HIV(*human immunodeficiency virus*)는 HIV-1 으로 알려졌다. 두 번째 균종인 HIV-2는 서아프리카 지역 주민이나, 이곳에 거주한 경험이 있는 사람에게서 분리된다.

4) 병원소

병원소는 사람(환자 및 보균자)이다.

5) 감염 경로

WHO에서 소개하는 전파양식은 ① 환자와의 성적접촉, ② 감염된 혈액이나 혈액제제의 수혈, ③ 오염된 주사기, ④ 감염된 산모로부터 수직감염되어 출생하는 신생아, ⑤ 기타 환자로부터 이식 받은 장기 및 타액, 분비물 등이고 상처가 노출되었을 때에도 감염될 가능성이 있다.

6) 잠복기

잠복기는 3~36개월이고 AIDS는 사람에 감수성 있으며 약 3개월 이상 간헐적인 미열, 체중감소 등이 있고 부스럼, 림프선 비대(목, 사타구니, 겨드랑이), 폐렴, 카포시 육종 등의 합병증이 있다. 면역기능이 상실되므로 면역성은 당연히 없다.

7) 예방

- AIDS 예방에 대한 교육을 실시한다.
- 불결한 성접촉을 금한다. 즉 성교시 콘돔사용, 성접촉 부위에 상처가 나지 않도록 하고 성교상대자의 수를 제한한다.
- 주사바늘의 공동사용을 금하고 혈액제제에 대한 주의를 요한다.
- 면도기, 수건, 칫솔 등 피가 묻기 쉬운 물건의 공동사용을 금한다.
- 정맥주사를 통한 마약 등 약물투여를 금한다.

3 감염성 안질환(Infectious diseases of the eye)

1. 유행성 각결막염(Epidemic keratoconjunctivitis)

1) 임상적 특징

보통 양쪽 눈에 발병하나 한쪽만 발병하는 수도 있으며, 양쪽 눈에 발병한 경우 대개 먼저 발병한 눈의 증상이 더 심하게 나타난다. 발병초기에는 충혈, 중등도의 동통이 있고 눈물 및 눈곱이 많이 나온다. 각막표면의 손상으로 빛을 보면 눈이 심하게 부신 수명이 나타나기도 하며, 이때의 손상이 각막상피하혼탁(subepitelial opacity)을 남겨 수년간 지속되기도 한다. 대개 3~4주간 지속된다. 어린아이에서는 두통, 오한, 인두통, 설사 등이 동반되기도 한다.

2) 병원체

Jawetz에 의해 아데노바이러스(*adenovirus*) 8형이 처음 분리된 이래 여러 형이 분리되었다. 이 중에서 가장 흔한 형은 8형과 19형이다..

3) 병원소 및 전파양식

유행성 눈병 환자와의 직접적인 접촉이나 환자가 사용한 물건(세면도구), 수영장, 목욕탕 등을 통해서 전파될 수 있고, 전염력이 매우 강하다. 잠복기는 5~12일 정도이다.

4) 치료

2차적 세균감염을 방지하기 위하여 항생제를 투여한다. 이 질환은 치료보다는 감염되는 것을 예방하는 것이 더 중요하다. 이 눈병은 눈의 감기와 비슷한 것으로 특별한 특효약이 현재까지는 없어 합병증이 생기지 않도록 2차 감염의 방지 및 대증요법을 시행하면 약 보름정도 고생한 후에 호전되는데, 처음 며칠은 오히려 증상이 심해지기도 하지만 적절한 치료를 하면 낫는 병이므로 꾸준히 치료한다.

미관상 좋지 않다고 안대를 할 경우는 더욱 증상을 악화시킬 수 있으므로 피하는 것이 좋고 눈 위에 얼음찜질을 해 주는 것이 좋다. 또한 과로를 피하며, 수영장 등 대중시설 이용을 삼가하고, 개인 위생청결을 철저히 하여야 한다.

2. 급성출혈성 결막염(Acute Hemorrhagic Conjunctivitis)

1) 임상적 특징

아폴로눈병이라고도 하는 급성출혈성 결막염의 주요 증상은 눈이 붓고 이물감, 결막 충혈, 분비물 증가, 결막하 출혈, 발열, 두통 등을 유발한다. 경미한 증상을 일으키는 바이러스로 대개 3~5일이면 증상이 호전되어 회복된다.

2) 병원체

엔터로바이러스(*enterovirus*) 70형, 아데노바이러스(*adenovirus*) 11형, 콕사키바이러스(*coxsackievirus*) A24형 등에 의한 바이러스성 결막염이다.

3) 병원소 및 전파양식

감염된 눈의 분비물과 직접 또는 간접 접촉에 의해 주로 전파되며, 분변접촉으로도 전파가 가능하다. 분변이나 호흡기로 배출되는 기간은 눈으로 바이러스가 배출되는 기간보다 훨씬 길어 20일까지도 바이러스가 배출되는 것으로 알려져 있다. 가족내 또는 위생상태가 나쁜 환경에서 전파율이 높다. 증상 시작 후 최소한 4일에서 1주일 간 전염력이 있다.

4) 치료

예방백신이나 제제는 현재까지 없다. 점안액 투여 등 대증적 안과 치료로 증상을 완화시킬 수 있다.

3. 트라코마(Trachoma)

1) 임상적 특징

가장 오래 전부터 알려진 안질환이며 각막과 결막의 급·만성 감염병으로 시력장애, 각막하조직의 비대, 각막염증, 과립형성, 눈꺼풀의 손상이 있으며 실명하기도 하는 질병이다. 1907년에 Halberstaedter와 von Prowazek는 세포내 소체를 발견했고 virus성 질병이라고 지적했다.

2) 병원체

*Chlamydia*과에 속하는 *Chlamydia trachomatis*에 의해서 발생하는 눈의 만성 염증이다. 이 미생물은 감염된 숙주의 세포 안에서만 성장한다.

3) 병원소 및 전파양식

병원소는 환자이다. 감염된 사람과의 접촉, 혹은 오염된 물건 등을 통해서 간접전파되기도 한다. 신생아의 결막감염은 산모의 산도가 클라미디아 트라코마티스에 의해 감염되어 있을 경우 발병된다.

4) 치료

치료에는 설폰아미드계 약물과 일부 항생제가 효과적이다. 면역방법은 없으며 수건의 공동사용을 금하고 환자를 중심으로 소독이 필요하다. 가족과 접촉자 등의 개인위생에 주의를 요한다.

4 경피감염 감염병

1. 요우스(Yaws)

1) 임상적 특징

이 병은 매종(frambesia) 또는 딸기종이라고도 부르며 세계적으로 습하고 열대성인 지역에서 발생하는 감염성 질환이다.

요우스는 3단계로 구분할 수 있다. ① 처음에는 접촉 부위에 구진이 나타나며, ② 이어서 여러 개의 꽃양배추 모양의 발진이 생기고, ③ 나중에는 피부, 점막 그리고 뼈가 파괴되어 떨어져나가기도 한다.

초기의 요우스 궤양은 표피가 사마귀처럼 두꺼워진 후 섬유질화 되고 갈라져 벌어지며, 쉽게 피가 나고 진물이 나는 특징이 있다.

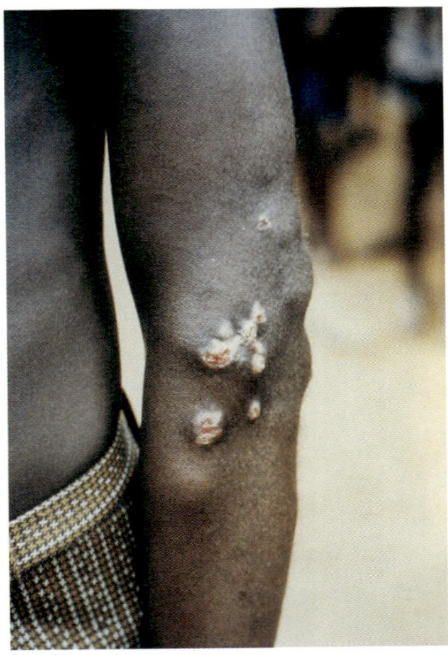

◆ 그림 10-3. Yaws

1개월이나 그 이상이 지나면 처음 생겼던 병소는 흔적만 남기고 없어지며, 비슷한 모양의 발진이 주로 입 주위, 코, 항문과 같이 피부가 겹쳐지는 곳이나 점막, 사타구니, 목, 팔, 다리, 엉덩이 피부에 생긴다. 이런 부위는 누르스름한 붉은 빛을 띠며 마치 나무딸기처럼 보이기 때문에 나무딸기란 뜻의 프랑스어 framboise에 해당하는 라틴어 이름 frambesia로 부르게 되었다.

치료하지 않은 환자의 10~20%는 5년 정도 지난 요우스 3기에는 피부와 뼈에 손상을 일으켜 코, 대퇴골(부메랑 다리), 그리고 드물게는 비장, 뇌, 대정맥에 기형을 일으킬 수도 있다. 뇌, 눈, 심장, 대동맥, 복부 장기는 침범하지 않는다.

2) 병원소 및 감염경로

요우스를 일으키는 스피로헤타균은 환부에서 나온 분비물에 존재하며, 건강한 사람이 환자의 환부에 직접 닿거나, 분비물로 더럽혀진 옷 또는 환자의 환부에 앉았던 파리와 직접 접촉하면 전염된다. 그 외에도 긁거나 피어싱 도구 등도 가능성은 있다. 이 병은 어린아이들이 잘 걸리므로, 나중을 대비해 면역성을 길러두는 것이 필요하다.

3) 병원체

매독을 일으키는 매독스피로헤타(Treponema pallidum)와 구조가 같은 T. pertenue이다. 매종(frambesia) 또는 딸기종이라고도 부르며 세계적으로 습하고 열대성인 지역에서 발생하는 감염성 질환이다.

4) 치료

페니실린은 스피로헤타를 없애는 데 신속하고 아주 효과적이므로 3기를 제외한 요우스의 치료에는 벤자신 페니실린 G를 120만 단위(10세 이상), 60만 단위(10세 미만) 1회 근주한다. 3기 요우스는 옥소페나신과 살리실산비스크스를 함께 써서 치료한다.

5) 예방

예방은 환자를 격리하고 환자를 신속히 치료해 감염 기회를 줄이며, 개인과 집단의 위생을 유지하는 데 중점을 둔다. 헐고 궤양이 생긴 피부와 점막 부위는 적당한 소독약으로 처치한 후 깨끗한 거즈로 덮어두고, 요우스 부위와 닿았던 모든 옷은 멸균하거나 폐기하여야 한다.

2. 핀타(Pinta, carate)

1) 임상적 특징

*Spirochaeta*에 의한 만성 피부색소 이상증으로 열대백반성 피부병이라고도 한다.

1기 및 2기 병소로서 비궤양성, 홍반성 편평구진이 손, 발 및 두피에 흔히 나타나며, 5~12개월 정도 지속된다. 그 후에 병소부위에 색소 과침착을 보이다 병소가 치유된다. 다시 침착된 색소가 사라지면서 과각화증으로 진행한다. 3기 병소는 거의 나타나지 않으며 페니실린으로 쉽게 치료된다.

2) 병원소 및 감염경로

감염 경로는 아직 불분명하나 외상이나 곤충에 의한 자상, 흡혈과 관계있는 것으로 생각되어진다. 환자의 병변 접촉 시 감염되는 것으로 알려져 있다. 감염 7~60일 후에 증상이 나타난다. 멕시코, 베네주엘라 등 중남미 지역의 소아에서 발병보고가 있다.

3) 병원체

*Treponema carateum*이 원인균으로 매독균인 *T. pallidum*과 형태나 혈청학적검사로는 구별되지 않으며, 실험동물에 접종시 토끼, 햄스터 또는 기니픽에서 피부병소를 형성하지 않는다. 0.1~0.2×6~20 ㎛ 크기의 나선균으로 긴 편모를 이용하여 빠른 운동과 회전을 한다.

4) 치료

치료는 벤자신 페니실린 G를 120만 단위(10세 이상), 60만 단위(10세 미만) 1회 근주한다.

5) 예방

환자의 피부병변과 접촉을 금한다. 환자의 분비물에 오염된 물건은 소독하여야 한다.

5 포진 바이러스(Herpes virus)에 의한 질병

1. 수두(Chicken pox, varicella), 대상포진

1) 임상적 특징

수두는 수포성 대상포진바이러스(varicella zoster virus)에 의해서 발생하는데, 이 바이러스는 대상포진(herpes zoster)을 일으키기도 한다. 수두는 이 바이러스에 대한 첫 노출로 나타나는 임상반응이다. 대개 유행성으로 발생하며, 피부에 수포가 생기는 것이 특징이다. 어느 연령에서나 발생할 수 있으나, 일반적으로 2~6세에 많이 나타난다.

대부분의 경우에 일정한 경과를 밟아 호전되어 평생면역을 획득하고 후유증도 거의 없지만, 임상적으로 회복한 뒤에도 바이러스가 신경세포에 남아 있다가 면역력이 약화되거나 건강이 나빠지면 신경을 따라 피부에 이르러 대상포진을 일으키기도 한다.

잠복기간은 2~3주일, 보통 13~17일이다. 급성미열로 시작되고 신체증상은 전신감염증이다. 피부발진은 몇 시간의 반구진 시기, 3~4일간의 수포기를 거쳐 7~10일 내에 가피를 남기고 호전된다. 수포는 노출부위보다는 가려진 곳, 즉 두피, 겨드랑이, 구강 점막이나 상기도 점막, 결막 등에 더 많이 발생하는 경향이 있다. 또, 벨트를 착용하는 부위 등 피부를 자극하는 곳에도 생기기 쉽다.

증상은 경증이나 비전형적인 감염형, 불현성 감염도 있으며, 성인에서는 발열과 전신 증상이 심하다. 전체적인 사망률은 매우 낮은 편이며 성인의 주요사인은 바이러스성 폐렴이고, 소아에서는 이차적인 세균감염과 뇌염 합병증이다. 임신 초기에 감염되면 약 2%의 태아에서 선천성 기형이 생긴다. 라이 증후군(Reye's syndrome)의 전구 감염증으로도 중요하다.

2) 병원소 및 감염경로

수두나 대상포진 수포액의 직접접촉이나 공기를 통한 전파이다. 개달물이나 감염자의 타액에 의한 간접감염도 일어난다. 수포가 초기병변일수록 전염력이 강하고, 딱지가 생기면 전염되지 않는다. 대상포진의 전염력은 약하지만 선천성 감염도 있다.

3) 병원체

병원체는 *Herpesviridae*과, *Alphaherpesviridae*아과의 *Varicella zoster virus*이다.

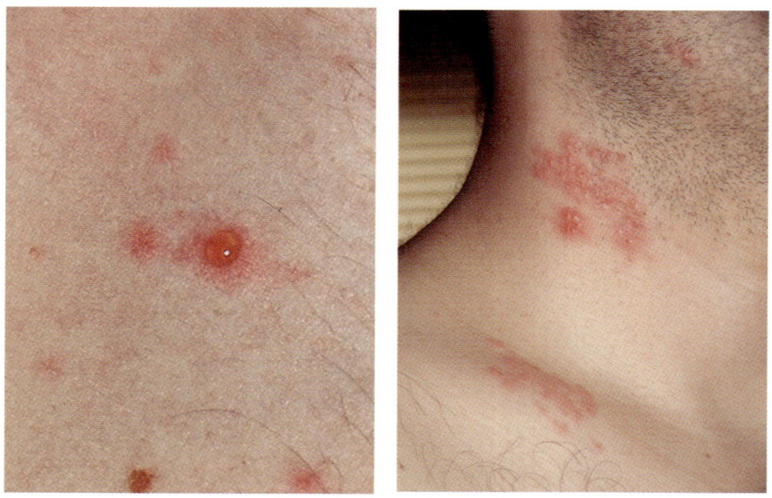

◆ 그림 10-4. 수두의 물집(좌)과 대상포진(우)

4) 치료

치료 초기에는 환자를 격리시켜 침상에서 안정하도록 하고 수포가 궤양과 흉터를 만들 수도 있기 때문에 긁는 것을 막아야 한다.

수두는 보통 예후가 양호하므로 특별한 치료가 없다. acyclovir(80mg/kg/일4회/5~7일간 경구투여)가 증상을 경감시키기 때문에 사용되기도 한다. 면역억제 환자의 수두에 대해서는 점적정주(5mg/kg를 8시간마다 5~7일간, 중증에서는 10mg/kg)를 한다. 또, vidarabine 10mg/kg/일을 12시간 동안 점적정주하기도 한다.

대상포진에는 vidarabine과 acyclovir가 사용된다. vidarabine은 5~10mg/kg/일을 점적정주한다. 그러나 대상포진의 경우 이미 생긴 신경통에는 투여해도 효과가 없다.

5) 예방

피하주사용 생백신을 1~12세까지 감수성이 있는 사람에게 사용한다. 한 번에 0.5mL를 투여하면 약 70%에서 효과가 있으며, 백혈병 환자에서도 똑같이 2회 투여한다. 백신을 투여하면 증상이 있어도 경증으로 지나간다. 백신의 부작용으로 7%에서 경미한 수두양 발진이 생긴다. 또, 빈도는 감염된 경우보다 적지만, 나중에 대상포진을 일으키기도 한다. 대상포진용 면역글로불린도 바이러스에 노출된 후 96시간 이내에 사용하며, 어느 정도 예방효과가 있고, 이환되더라도 경미하게 지나가도록 하는 효과가 있다. 만일, 산모에서 분만 5일전에서 분만 후 2일 내에 수두가 나타나면 신생아에게 투여한다.

2. 단순 포진 바이러스(Herpes simplex virus)

1) 임상적 특징

Herpes란 퍼짐이라는 의미로, 병변이 넓게 번진다는 데에서 유래한 말이다. 일반적으로 단순포진 바이러스 I형은 구강, 각막, 중추신경 등 상반신에 감염을 일으키고, 단순포진 바이러스 II형은 생식기를 중심으로 하반신에 감염되는 일이 많다.

대부분의 사람들은 소아기(1~4세)에 HSV-1에 감염되어, 그 중의 일부는 Herpes성 치주염이 되고 대부분은 불현성 감염으로 경과한다. 그러나 최근에는 사춘기 이후에 나타나는 경우도 있다. 또 각막염, Herpes성 습진의 양상을 나타내는 예도 있다.

사춘기 이후에는 성교로 인하여 HSV-2의 초감염을 받아 성기 Herpes가 생긴다. 그러나, 근래에는 성행위의 양상이 다양화되어, HSV-1이 상반신 부위, HSV-2가 하반신부위에 감염을 일으킨다는 통상적인 관념이 의미가 없다. 미용인은 환자와 접촉이 잦은 손톱이나 손가락 끝 주위에 잘 감염된다.

Herpes가 성매개감염병(STD)의 일종이라는 점도 유의해야 한다.

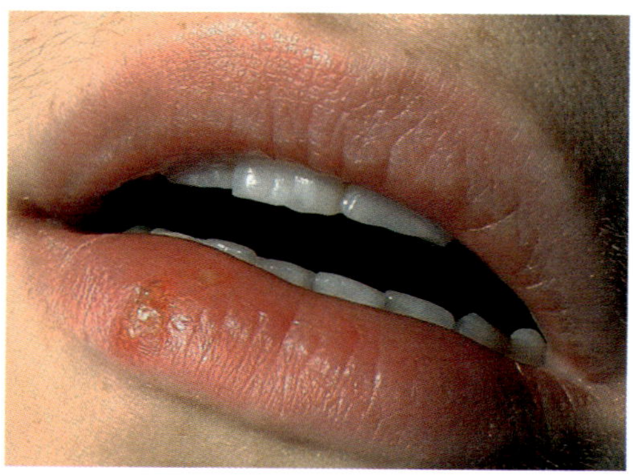

◆ 그림 10-5. Herpes simplex labialis

2) 병원소 및 감염경로

인간이 숙주이다. HSV는 타액, 상부 호흡기 분비, 결막 배출액, 생식기 점막 등에 존재하기도 한다. 이 바이러스는 모든 종류의 직접적인 접촉으로 전파된다.

3) 치료

Acyclovir의 구강이나 국소 부위 치료가 초기의 치료에는 효과적이나 재발하는 생식기 포진, 파종성 질환, 중추 신경계 HSV 감염에는 효과가 없다.

4) 예방

재감염의 위험성이 있는 면역부전 환자에게 acyclovir의 예방적 투여로서 이러한 재발을 방지한다. 그러나, 이것에 관련된 지속적인 예방적 사용이 이 약제의 내성 균주를 나타나게 한다. 예방을 위한 HSV 백신이 동물 실험에서 가능성을 보여 주었으나 인체의 적용은 수년 후에나 이루어 질 것으로 생각된다.

6 기타 접촉성 감염질환

1. 파상풍

1) 임상적 특징

파상풍은 일반 외상 때 토양에 상재하고 있는 파상풍균에 노출되어 감염되는 질환으로 혐기성 조건이 되면 질병을 일으킨다. 이 균은 토양의 어느 곳에나 서식하고 있으며 상처에 감염을 일으킬 확률은 10% 이상이나 혐기성 조건이 필요하므로 감염이 되어도 발병을 일으키는 경우는 비교적 흔하지 않다. 따라서 혐기적으로 되기 쉬운 상처가 어떠한 것인가를 아는 것이 중요하다.

균체가 함유된 흙이 무산소 상태의 파괴된 말초혈관에 유입되거나 또는 호기성균이나 통성혐기성균이 동시에 감염되는 등 자연적으로도 혐기성 조건이 형성되는 경우가 많다.

2) 병원소 및 감염경로

병원소는 토양이다. 오염된 토양이나 동물이나 사람의 대변에서도 균이 발견된다. 오염된 피부나 점막의 상처로 균의 아포가 들어가 혐기적 조건하에서 번식한다. 녹슨 못에 의한 깊은 관통상이나 동물에게 물린 작은 상처를 통해 발생하지만, 환자의 1/4에서는 외상을 확인할 수 없다. 마약중독자의 주사기 등으로 감염되기도 한다.

3) 병원체

파상풍균(*Clostridium tetani*)이 생산하는 외독소(tetanospasmin)가 신경계를 침범하여 근육의 긴장성 연축을 일으키는 질환이다. 파상풍균 외독소는 65℃에서 5분, 직사광선으로 15～18시간이면 파괴되지만 건조 상태에서는 저항력이 크다. 파상풍균은 100℃에서 1시간 가열해도 완전히 사멸하지 않으며 설파제에는 저항성이 있지만 고농도의 페니실린에서는 발육이 저지된다.

4) 증상 및 증후

외상 부위에서 증식한 균이 생산한 독소에 의한 급성질환으로 처음엔 동통을 동반한 근육수축은 저작근과 경부 근육에서 일차적으로 발생한다. 그 다음에 체간 근육에서 이차적으로 발생한다. 전신증상은 증상발현 후 1~4일 만에 나타난다.

경부근육이 경직되면서 차츰 심해져서 입을 열지 못하는 개구장애(trismus)가 일어나며 음식물을 삼키지 못하게 된다. 이 때 나타나는 전신 증세로는 과민, 두통, 미열, 오한, 전신성 통증이 나타난다. 더 진행되면 경련성 근육수축이 일어나며, 안면 경련이 나타나 입이 바깥쪽으로 끌려서 비웃는 듯한 표정(경소; risus sardonicus)을 짓게 된다.

사소한 자극(햇빛, 소리 등의 감각자극)에 의해 경련이 유발되며, 전신경련 시 환자의 목과 등이 경직되어 활모양으로 휘는, 이른바 후궁반장(opisthotonus)이 나타난다. 후두 및 호흡기 근육 경직에 의한 호흡곤란이나 방광 괄약근 경직에 의한 배뇨곤란이 발생하며 심한 동통을 느낀다.

5) 치료

치료의 원칙은 tetanospamin의 공급처를 제거하고, 혈중 독소를 중화시키며, 신경조직에 결합된 tetanospamin이 대사되어 없어질 때까지 집중적인 대증요법을 시행하는 것이다. 상처 또는 개방성 병소는 괴사된 조직이나 이물질을 제거하고 경련을 예방하기 위해 조용하고 어두운 방에서 환자를 치료한다. 흙이나 대변에 오염된 상처에는 파상풍 인간면역글로블린이나 항독소를 투여해야 한다.

6) 예방

Penicillin을 7일간 투여하면 상처부위의 파상풍균을 죽일 수 있지만, 독소에 의한 파상풍은 항생제로 예방할 수 없다. 파상풍을 예방하기 위해서 파상풍 흡착 톡소이드 예방접종을 실시하여 능동면역을 실시해야 하며, 창상이 있는 경우 개방적으로 철저히 치료해서 파상풍에 걸리지 않도록 해야 한다. 1차 및 추가 접종이 완료된 경우 10년 마다 디프테리아, 파상풍, 백일해 혼합백신(DPT백신)을 접종한다.

2. 반코마이신 내성 황색포도상구균 (Vancomycin Resistant *Staphylococcus aureus*, VRSA) 감염증

1) 임상적 특징

감염부위에 따라 균혈증, 심내막염, 화농성 관절염, 폐렴, 골수염, 피부감염, 농가진, 장염 등 다양한 임상증상을 보인다.

2) 병원소 및 감염경로

대부분 손을 매개로 한 접촉감염 혹은 자기감염 등으로 전파한다. 현재까지 일본, 미국, 프랑스, 한국 등지에서 보고되고 있다. 일반적으로 기저질환 등으로 인해 장기간 반코마이신 등의 항균제를 투여받은 환자들에서 발생되고 있다.

3) 병원체

황색포도상구균은 반코마이신으로만 치료할 수 있다. 그러나 반코마이신에 내성이 생기는데 이 황색포도상구균을 VRSA 또는 슈퍼박테리아라고 한다. 현재 10균주가 보고되었고, 우리나라에서는 1999년에 1균주가 보고된 바 있다.

4) 치료

현재 사용하고 있는 어떤 항생제로도 효과가 없기 때문에 결국 패혈증을 유발하며 사망에 이를 수도 있다.

5) 예방

주요 원인인 항생제 남용을 삼가야 한다.

Chapter 11

피부진균증 및 기타감염성 질환

Chapter 11

피부진균증 및 기타감염성 질환

학습목표

- 피부진균증의 종류를 열거 할 수 있어야 한다.
- 진균감염의 치료와 예방법을 알아야 한다.
- 동물 및 절지동물에 의해 감염되는 질병의 특징을 알아야 한다.
- 각 질병의 병원체, 치료와 예방방법을 알아야 한다.

1 개요

진균이란 보통 곰팡이라 불리우며, 지구상의 진균은 약 10만종에 달한다. 그 중 병원성을 띠고 있는 진균은 약 200여종이라고 알려져 있다. 진균은 진핵생물이자 엽록소를 가지고 있지 않아 유기물을 이용하는 종속영양생물이다. 포자를 생산하고 부생, 공생, 기생하며 광범위하게 분포하며 살아간다. 진균은 식품 등의 부패와 독소에 의한 피해 등 유해한 점이 많지만 물질의 순환에 기여하며 발효식품 및 술, 유기산, 스테로이드, 항생제를 생산하는데 쓰이는 등 유익한 면도 많이 있다.

병원성 진균증은 이들이 침범하는 부위에 따라 표재성 진균증, 피하 진균증 및 전신 진균증의 세가지로 분류할 수 있다.

보통 미용실에서 감염될 가능성이 높은 것은 표재성 진균증이고 피하 진균증이나 전신 진균증은 그 발생빈도가 낮은 편이다.

동물 및 곤충에 의한 감염병은 주변에 있는 가축이나 야생동물, 곤충류에게서 전파되는 감염병으로 주로 모기에 의해 매개되어 감염되는 질병이 많다. 지구 온난화에 따른 기온상승과 환경변화로 인하여 여름철은 물론 겨울철에도 모기의 발생과 흡혈활동이 증가하고 있다. 또한 환경 적응력이 뛰어난 곤충은 지구 온난화 현상으로 인해 개체수를 증가시키고 생존 범위를 확대하고 있으며 이에 따른 질병 문제를 유발하고 있다.

2 표재성 진균증

표재성 진균증은 영양을 얻는데 필요한 유기물이 사람의 각질인 진균이 해당 조직인 피부와 손톱, 발톱 등에 침입하여 발생하는 피부질환이다.

1. 피부 백선의 종류

1) 머리백선증(tinea capitis)

머리백선증은 두피(scalp)에 감염되는 진균증으로 보통 작고 소양증이 있는 홍반성 구진(papule)으로 시작되어 수많은 구진이 생겨나 주변으로 확산된다. 영향을 받은 부위의 모발은 약해지고 쉽게 떨어져 나가 모발이 없는 반점(탈모, alopecia)으로 남게 된다. 때로는 피하 조직에 염증이 생기고 궤양화 되는데 이러한 병변을 백선종창(kerion)이라 한다. 모발이 곰팡이에 감염되거나 곰팡이가 증식하여 모발 주위에 막을 형성하기도 한다.

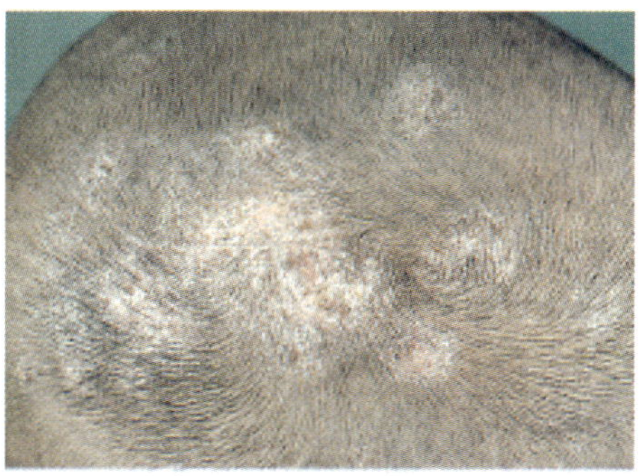

◆ 그림 11-1. 두부백선(Tinea capitis)

2) 몸백선증(tinea corporis)

몸백선증은 털이 없는 피부에 생기는 표재성 진균증을 나타낸다. 이 병변은 평편하고 확산된 고리 형태의 특징이 있다. 병변의 가장 자리는 언제나 아주 활동성이 있고, 부풀어 있으며, 홍반성이다. 때로는 소결절성과 삼출성이거나 건조하다. 습성 병변은 치유됨에 따라 가피를 형성한다. 중앙부위는 치유가 되면서 많은 경우 가장자리로부터 정상 피부로 치유된다.

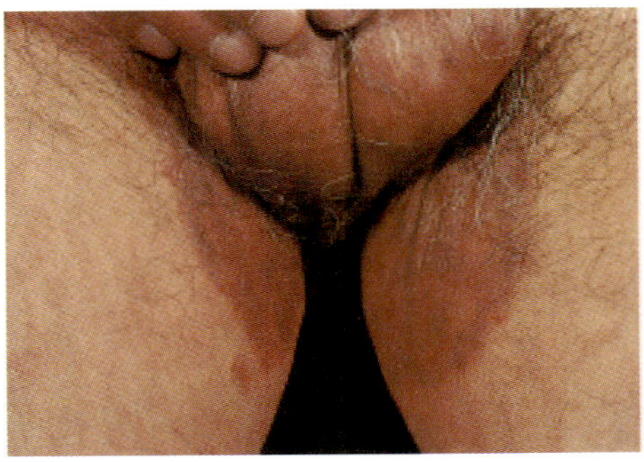

◆ **그림 11-2. 서혜부백선**(Tinea cruris)

(*T. mentagrophytes*, *T. ruburum*, *E. floccousum* 에 의해 주로 감염된다.)

3) 발백선증(tinea pedis)

영어로 운동선수의 발(Athlete's foot)이라고 한다. 흔히 말하는 무좀이다. 가장 흔하고 널리 확산된 표재성 진균증이다.

발가락이 감염되면 발가락 사이가 가렵고 소포가 생겼다가 터지면서 진물이 나고 피부가 침윤되며 피부가 벗겨진다. 이렇게 갈라진 틈으로 세균이 침입하여 2차 감염이 올 수 있고 때로는 림프관염, 림프절염까지 생기는 경우도 있다. 만성감염일때는 탈피와 균열이 주된 증상이며, 오래되면 손톱, 발톱도 감염된다.

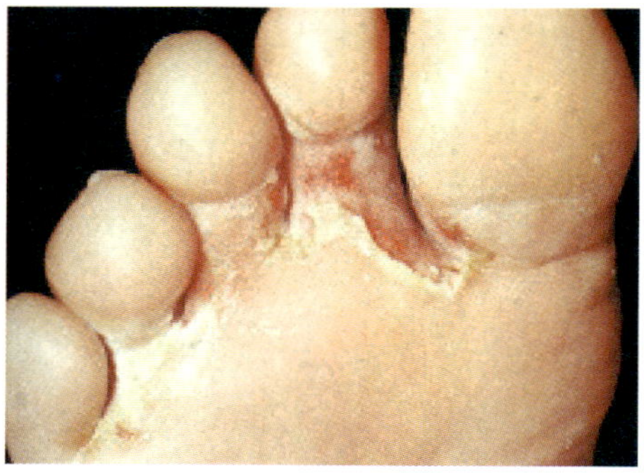

◆ **그림 11-3. 족부백선(Tinea pedia)**

(athlete's foot 이라 고도하며 주로 *T. mentahrophytes* 에 의해 감염된다.)

4) 조갑 백선(tinea unguium)

손, 발톱에 피부감염 곰팡이에 의한 만성 감염이 발생할 수 있다. 특히 물을 많이 만지는 직업을 가진 미용실이나, 음식점에 종사하는 사람에게 많다.

감염된 손톱은 색이 바래고, 두꺼워 지고, 부서지기 쉽고 때로는 홈이 깊이 파이거나 구멍이 나기도 한다. 건락성 표피 파편이 손톱 밑에 쌓여 윗쪽이 분리된다. 결국, 곰팡이가 전체 손톱 부위에 침투되면 손톱은 완전히 파괴된다.

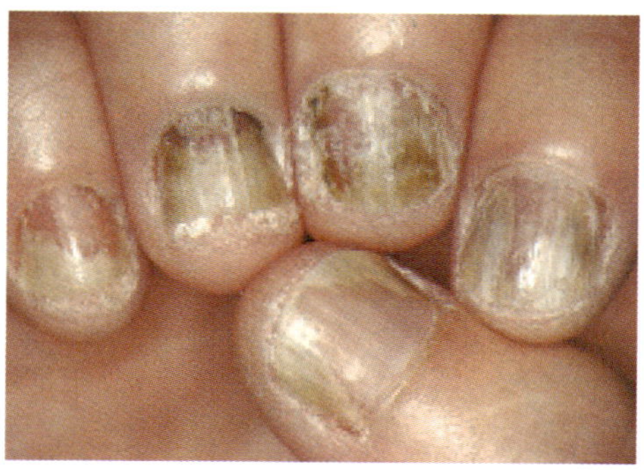

◆ **그림 11-4. 조 · 갑백선(Tinea unguium)**

(*T. mentagrophytes*, *T. rubrum*, *E. foccosum* 에 의해 주로 감염된다.)

2. 감염 경로

오염된 수건, 의류, 목욕탕, 수영장, 이발기구, 미용기구, 머리빗, 공공시설의 의자, 모자, 신발, 감염된 애완동물 및 환자와의 직, 간접 접촉, 습기, 땀 등으로 인해 감염된다. 특히 물을 많이 사용하는 직업(식당, 이·미용업)에 종사하는 사람들에게 조갑백선이 흔히 나타난다.

3. 치료

표재성 피부 진균 감염은 다양한 정균성이나 살균성 용액, 연고, 로션, 파우더 등으로 국소 치료된다. 일부 imidazole 화합물의 국소 부위 적용에 대한 효과가 있다는 것이 임상적으로 밝혀졌다. 이러한 것에는 miconazole, ketoconazole, econazole, clotrimazole이 포함된다. 임상적인 사용에서 imidazole은 피부사상균 뿐만 아니라 *Candida albicans* 감염에도 효과가 있다. 피부사상균 감염의 전신 치료는 현재 griseofulvin의 경구 투여로 제한된다.

4. 예방

습기와 땀 등을 제거하고, 피부와 환경을 항상 청결하고 통풍이 잘되고 건조하게 유지한다. 환자나 애완동물과의 직접 접촉을 피하고, 수건, 신발, 양말, 의류 등의 공동 사용을 금한다. 이, 미용기구는 매 사용 시마다 소독과 멸균을 철저히 하도록 한다.

3 동물 및 절지동물 매개질환

1. 공수병(광견병, Rabies)

1) 개요

급성뇌염의 하나로 초기 허약, 두통, 발열 및 부정확한 지각 장애가 있다. 물린 위치에 따라 증세의 차이가 있으나 근육마비, 공수병증상, 혼수상태, 마비와 순환장애로 결국 사망한다. rabies virus에 의해 발생하는 중추신경계의 감염성 질환이다. 이 바이러스는 말초신경의 끝부분으로 도달하여 중추신경계로 이주한다.

광견병 바이러스가 말초 신경내로 침범하여 최초 감염부위의 감각신경 및 운동신경을 타고 중추신경계를 침범하면서 증세가 나타난다. 초기에는 다른 바이러스 감염증과 같이 발열, 두통, 무기력감, 상기도 및 소화기 이상증상 등의 전구증상이 나타나며, 전구 증상이 지난 후 처음 1~2일간 침범 부위의 피부가 저리거나 쑤시는 수가 있으며, 인격 및 인지능력의 미묘한 변화와 함께 보채고, 흥분하거나 혹은 불안해하거나 우울해지는 증상이 발생한다.

질병이 진행함에 따라 단지 음식이나 물을 보기만 해도 근육(특히 목의 근육)에 경련이 일어나며 침을 많이 흘리고, 얼굴에 바람이 스치기만 해도 인후 및 경부 근육에 경련을 일으키기도 한다.

격노형(furious rabies, 뇌염형)과 마비형(paralytic rabies)으로 나뉘며, 80%정도가 물을 두려워하는 증상, 섬망, 안절부절못함 등의 증상을 보이는 격노형이고, 20% 정도는 상행성 진행성 마비형을 보인다. 결국에는 경련, 마비, 혼수상태에 이르며 호흡근마비로 사망하게 된다.

2) 병원체 및 감염경로

*Rabies virus*는 직경 60~85nm, 길이 60~400nm인 RNA 바이러스로 탄환모양이며, 염동물의 뇌조직 내에서 증식하는 치명적인 향신경성 바이러스이다. 공수병 바이러스는 실온에서 쉽게 사멸한다. 4℃에서 수 주간 생존하고, 영하 70℃에서는 수년간 보존될 수 있다. 자외선에 쉽게 파괴되며, 60℃에서 5분간 가열하면 사멸된다.

바이러스의 병원소는 야생동물이며, 사람에서는 종말 감염을 일으킨다. 광견병에 감염된 개, 고양이, 여우 등의 포유동물이 병원소이고 이들의 타액이 감염원이다.

감염의 주된 경로는 광견병에 걸린 동물에 의한 교상으로 타액이 사람이나 다른 동물에게 전해짐으로써 일어나고 이외에도 타액에 의한 점막(눈, 코, 입)의 오염, 연무질을 통한 전파, 각막이식 등을 통해서도 전파가 가능한 것으로 알려져 있다. 광견병에 걸린 동물의 타액에 바이러스가 존재하더라도 양이 일정하지 않기 때문에 노출된 경우 모두 감염되는 것이 아니므로 발병률은 높지 않다.

잠복기는 대개 20~180일이며, 30~60일이 가장 많다. 짧을 때는 9일, 길게는 19년을 보고한 예도 있다. 75%에서 90일 이내에 발병한다. 광견 동물에 노출된 후 60~72시간이 경과하면 이미 척수후근신경절에서 광견병 바이러스가 검출된다.

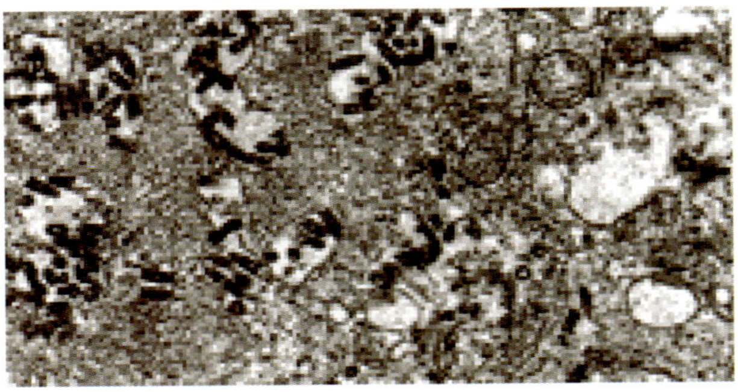

◆ **그림 11-5. 쥐에 rabies virus를 접종하여 neuron 관찰**

(세포는 virus 입자와 덩어리 져 나타남. 바이러스는 흑색, 봉입체는 흰색 덩어리로 보임)

3) 치료 및 예방

일단 임상증상이 나타난 경우는 거의 100% 사망하며 특별한 치료법이 없다.

공수병은 동물에서 사람으로 전파되기 때문에 예방을 위해 가장 중요한 것이 동물에서의 광견병 예방이다. 집에서 기르는 개나 고양이에 예방접종을 철저히 시행해야 한다. 야생동물에 대해서는 최근 경구용 백신이 개발되어 미끼먹이와 함께 투여되고 있다.

의심동물에 물린 후에는 상처를 비누와 물로 깨끗이 씻는다. 면역혈청접종을 하고 개를 10일간 구금관찰하여 소견이 있으면 백신을 시작하고 개에게 정기적으로 광견병 예방접종을 실시한다.

2. 탄저(Anthrax)

1) 개요

탄저병은 급성 감염성 질환으로 대부분 피부를 침범하고, 드물게는 구인두, 하부 호흡기, 종격동, 소화관을 침범하기도 한다. 피부탄저는 노출 부위의 가려움증으로 시작되고, 구진, 수포화를 거쳐 2~6일 후에는 움푹 들어간 흑색 가피 (탄저농포)가 형성되는 것이 특징이다. 이 병변은 현저한 부종 (탄저부종)으로 둘러싸이고 때때로 이차성 수포병변이 나타난다. 흔한 병변부위로는 머리, 이마, 손 등이다. 치료하지 않을 경우 소속 림프절과 혈류에 침입하여 중증 패혈증과 수막염을 일으킬 수 있으며, 사망률은 5~20%이다.

경증은 2~3주면 치료되고 항균제 치료를 시작하더라도 피부병변은 진행하는 특징이 있다. 적절한 항생제로 치료하면 거의 사망하지 않는다.

폐 혹은 장탄저는 극히 드물게 발생한다. 흡입이나 경구감염에 의해 인두나 하기도 등의 호흡기, 종격, 장관에 세균이 침범한다. 폐탄저 초기에는 감기와 비슷한 경미하고 비특이적 증상으로 시작되지만, 3~5일 사이에 호흡부전, X-선상 종격동 확장, 발열, 쇼크로 진행하여 사망하게 된다. 장탄저는 드물고 발견도 어렵다. 전형적인 장탄저는 복통 후 발열, 패혈증, 사망에 이르는 경과를 보인다.

2) 병원체 및 감염경로

탄저균(*Bacillus anthracis*)은 그람양성 간균으로, 아포를 형성할 수 있다. 운동성은 없으며, 탄저균이 만드는 병독소가 병을 유발한다..

병원소는 소, 양, 염소, 산양, 말 등 초식동물이 보유숙주이며, 사람이나 육식동물은 기회숙주이다. 선진국에서는 때때로 산발적으로 발생한 예가 있으며, 농업이나 축산업 종사자, 동물 처리업자나 수의사 등에서 발생한다. 최근에는 생물 무기로서 사용될 가능성이 있어 이슈가 되고 있다.

탄저는 피부탄저, 폐탄저, 장탄저 등이 있다. 피부탄저는 감염동물의 사체와 접촉하여 발생하지만, 파리가 매개하는 경우도 있으며, 폐탄저는 오염된 털, 모피나 모피 제품을 통해서도 가능하다. 인후나 장탄저는 오염된 고기를 먹어서 발생한다.

잠복기는 보통은 2일 이내이다. 사람과 사람사이의 전파는 매우 드물다. 아포는 몇십년이 지난 후에도 감염성을 가진다. 불분명하지만 불현성 감염도 있다고 추측된다. 재감염도 매우 드물게 발생할 수 있다.

3) 치료 및 예방

치료는 penicillin을 7~10일간 투여하면 된다. erythromycin, chloramphenicol도 유효하다. 미국에서 발병했던 균주들은 모두 penicillin, chloramphenicol, ciprofloxacin에는 감수성이 있었지만 erythrpmycin에는 중간 정도의 감수성 결과를 보였다.

사람은 자연면역이 안되지만 개, 고양이, 조류는 상당히 면역이 있다.

탄저가 의심되는 동물 사체는 다루기 전에 혈액을 채취하여 탄저인지 아닌지를 밝힌다. 아포는 장기간에 걸쳐 감염성을 가지기 때문에 동물 사체는 소각하여야 하며, 불가능할 경우에는 동물을 파내지 못하도록 깊게 묻어야 한다.

오염 가능성이 있는 동물을 다루는 종사자들이나 실험실 종사자들, 그리고 탄저병에 걸릴 위험이 있는 동물들에게 백신을 접종한다. 계속 감염될 위험이 있으면 매년 재접종할 필요가 있다.

차아염소산은 아포를 박멸하므로 소독대상이 부식되지 않는다면 멸균에 유용하게 사용할 수 있다. 과산화수소, 과아세트산(peracetic acid), 글루타르알데하이드(glutaraldehyde) 등이 멸균에 대용으로 쓰일 수 있고, 폼알데하이드, 산화에틸렌, 코발트 조사도 유용하다.

3. 발진티푸스(Epidemic typhus)

1) 개요

발진티푸스는 발열, 근육통, 정신신경증상, 발진(장미진) 등을 나타내는 급성감염병으로 때로는 발진이 출혈성이기도 하며 발열기간은 약 2주이다. 40세 이상 환자에게는 질병이 중증으로 사망하기 쉽고 치명률은 6~30%나 된다. 전세계적으로 유행하며 2차대전시 유럽에서 다발한 질병이다.

Rickettsia가 혈액을 통하여 전신에 퍼져 특히 뇌, 심근 및 모세혈관에 혈전과 괴사가 생긴다. 갑작스런 오한, 전율, 두통 및 근육통과 발병 후 5~6일에 발진이 배와 목에 나타나 전신에 퍼지나 얼굴에는 생기지 않는다.

잠복기간은 10~14일이며 급작스런 오한과 함께 발열하여 3일 정도 경과되면 40℃ 전후의 고열이 나게 되고, 두통 · 관절통 · 결막충혈 등과 지름 2mm 안팎의 붉고 작은 출혈성 발진이 온몸에 많이 생긴다. 증세는 장티푸스와 비슷하고, 혈청의 바일-펠릭스반응(Weil- Felix test)으로 감별된다.

2) 병원체 및 감염경로

병원체는 *Rickettsia prowazeki*로 0.5~0.7×1.2~2.5㎛ 크기의 단간균이며, 그람음성과 유사하나 전자현미경으로는 세포벽이 확인되며, 세포벽 외측에 협막모양의 물질이 보이는 경우가 있다. 세포벽에 peptidoglycan을 함유하며 세포 내측에는 세포막이 있다.

병원소는 사람으로 감염된 옷이(louse)에 *Rickettsia prowazeki*가 기생증식한 후 옷이의 분변과 함께 배설되면서 옷이가 흡혈하기 위해 피부에 낸 상처나 사람이 손으로 긁어 생긴 상처를 통하여 감염된다.

3) 치료 및 예방

일반적으로 테트라사이클린 제제(테라마이신, 오레오마이신)로 거의 모든 환자를 치유할 수 있게 되었다.

설파제를 투여하면 리켓치아의 증식을 촉진시키므로 치료 목적으로 사용하는 것은 절대 엄금해야 한다. 열이 떨어진 후 항생물질 투여를 중단하면 증상이 재발하기 때문에 환자의 열이 내리더라도 최소한 24시간 이상 항생물질을 계속 투여해야 한다.

어린이와 백신을 접종한 성인은 경증 또는 불현성 감염으로 되며 이환 후 영구면역이 된다.

환자를 격리하도록 되어 있으나 이가 없는 것만 확실하다면 꼭 격리할 필요는 없다. 환자 체내에 있는 병원체는 배출되지 않는 까닭에 피가 묻은 물건이 아니라면 환자 배설물을 소독할 필요는 없으나 이가 있는 환경이라면 환자나 접촉자의 의복 또는 침구에 살충제를 뿌리고 머리의 이도 살충하고, 머리카락에 붙어있는 알은 화학약품으로 죽인다.

이러한 처치가 끝나기 전에 환자가 사망하면 시체와 의복에다 살충제를 뿌린다. 환자와 접촉한 사람은 15일간 행동을 제한하지만 살충제를 뿌린 다음에는 이 제한을 없애도 무방하다. 환자 주변의 접촉자는 모두 예방주사를 맞도록 하고 감염원을 찾도록 노력한다.

4. 발진열(Murine typhus)

1) 개요

발진열은 전 세계적으로 지방병적으로 발생하며 특히 항구나 더운 기후 나라, 쥐 분포가 높은 지역에서 발병율이 높다. 피부, 호흡기계, 결막을 통해 감염 될 수 있으며 치명률은 1% 미만이다. 자연계에서는 쥐 → 쥐벼룩 → 쥐의 순환이 특징이다. 사람이 발진열에 감염된 쥐벼룩에 물렸을 때 또는 감염된 벼룩의 배설물을 흡입했을 때 일어난다. 주로 가려워서 긁는 등의 이유로 피부에 난 상처를 통해 감염된 쥐벼룩의 대변에 있는 리켓치아가 침투해서 발병한다. 잠복기는 6~14일이며 보통은 12일 정도이다.

발진열은 갑자기 또는 서서히 발생되며 두통, 근육통, 발열(38.5~40°C)이 나타나고 초기에 대개 기침을 하지만 가래는 없다. 발병한지 3~5일이 되면 환자의 60~80%에서는 반점상의 발진이 복부, 흉부에 나타나며 이어서 배부, 상지로 퍼지고 시간이 흐르면 반점상구진(maculopapular rash)이 되고 4~8일이 지나면 없어진다. 전체적으로 발진티푸스와 유사하나 증세는 비교적 가볍고 사망위험률도 낮다.

2) 병원체 및 감염경로

발진열 리켓치아는 발진티푸스균(*R. prowazeki*)과 형태, 크기, 염색성, 세포내의 기생부위, 항원성까지도 흡사하며, 특이혈청반응으로 감별 할 수 있다. 크기는 0.25~0.3㎛×0.4~0.45㎛이며 다형성으로 구상, 단간상, 때로는 장간상을 나타낸다. 마키아벨로(Gimenez) 염색법에서 적색으로 염색되며, 생체 외에서는 저항력이 매우 약하다. 56°C 에서는 30분이면 사멸하고, 건조 상태에서는 장기간(수개월에서 1년간) 생존한다.

3) 치료 및 예방

tetracycline, chloramphenicol과 같은 항생제를 사용하면 48시간 이내에 해열된다.

쥐벼룩에 물리지 말아야 하며, 잔류효과가 있는 살충제(10% DDT, 린덴)를 쥐의 통로, 쥐구멍, 쥐집 등에 뿌려서 발진열 리케치아의 숙주인 쥐를 없애야 한다. 환자로부터 직접 전파되는 일은 없으므로 환자의 격리나 소독은 필요 없다.

5. 말라리아(Malaria)

1) 개요

말라리아는 *Plasmodium*속에 속하는 기생원충이 적혈구와 간세포 내에 존재함으로써 일어나는 급열성 감염증이다. 학질, 하루거리, 초학, 복학, 학증 등으로 불리우며 우리나라에서는 한때 유행이 종료된 듯 하였으나 최근에 경기 북부지방을 중심으로 다시 유행되고 있다.

초기증세로 두통, 피로감, 오심이 발열과 함께 수일간 계속된다. 그 후 곧 전형적인 오한, 전율기, 고열기 및 발한기가 주기적(1~3일 간격)으로 반복된다. 아프리카에서는 말라리아로 인해 매년 300만 명이 사망한다.

말라리아의 3대 증상은 발열(규칙적인 발열이 특징적), 빈혈 및 비장종대이다.

(1) 3일열 말라리아(vivax malaria)

초기에는 감기증상과 유사한 증상들을 보이다가 전형적인 경우 오한, 발열, 발한 후 해열이 반복적으로 나타난다. 오한기에는 춥고 떨린 후 체온이 상승하며 고열기에는 체온이 39~41℃까지 상승하는데 90분정도 지속된다. 하열기(발한기)에는 침구나 옷을 적실 정도로 심하게 땀을 흘린후 체온이 정상으로 떨어지는데 4~6시간 정도 지속된다. 두통이나 구역, 설사 등을 보이며 치료하지 않는 경우, 증상은 1주~1개월간 때로는 그 이상에 걸쳐 계속되고 그 후의 재발은 2~5년간의 주기로 나타난다. 예방약을 복용하는 경우는 이러한 전형적 증상이 없어지고 어린이나 고령환자, 면역부전 환자 이외에는 중증으로 되지 않는다.

(2) 열대열 말라리아(falciparum malaria)

초기증상은 3일열 말라리아와 유사하지만, 발열이 주기적이지 않은 경우도 많고 오한, 기침, 설사 등의 증상이 나타난다. 치료가 늦어져 중증이 되면 황달, 응고장애, 신부전, 간부전, 쇽, 의식장애나 섬망, 혼수 등의 급성뇌증이 출혈한다. 신속한 치료가 예후에 결정적인 영향을 미치므로 진단즉시 치료를 시작해야 하며 사망률은 0.4~4%에 달한다.

(3) 난형열 말라리아(ovale malaria)

3일열 말라리아와 유사하나 5년까지도 재발할 수 있다.

(4) 4일열 말라리아(malariae malaria)

3일열 말라리아와 유사하며 이틀 동안 열이 없다가 발열, 발한 후 해열이 반복되며 50년까지도 재발을 반복할 수 있다.

2) 병원체 및 감염경로

동물계에서 기생생활을 하고 있는 *Plasmodium*속 원충의 종류는 많지만, 그 중 4종의 원충만이 사람에서 질병을 야기시키며 증상은 치명적인 것까지 다양하다.

3일열 말라리아(양성 3일열 원충 : *Plasmodium vivax*), 4일열 말라리아(4일열 원충 : *P. malariae*), 열대성 말라리아(악성 열대열 원충 : *P. falciparum*), 난형열 말라리아(난형열원충 : *P. ovale*)가 있다.

병원소는 사람이며 잠복기는 삼일열과 난형열은 13~15일, 열대열은 12일, 4일열은 30일이다. 학질모기(중국얼룩날개모기 : *Anopheles sinensis*)가 전파하는데, 인체 내에서는 무성생식을 하고 모기체내에서 유성생식을 하므로 사람은 중간숙주이고 모기가 종말숙주이다. 우리나라에서는 *P. vivax* 만이 유행하는데 2004년 이후 경기 북부지역에서 많이 발생되고 있다.

3) 치료 및 예방

국내의 3일열 말라리아는 다행스럽게도 아직까지 치료실패나 약제내성을 보이지 않고 있으며 임상증상이 열대열 말라리아에 비해 경하다. 기본적인 치료방법은 클로로퀸 3일 투여후 재발 방지를 위해 프리마퀸을 14일간 투여한다.

구충작업으로 산란장소를 없애고 살충제를 뿌린다. 말라리아 감염 예방을 위해서는 모기에 물리지 않도록 노력하는 것이 최선이다.

6. 페스트(Pest, Plague)

1) 개요

페스트는 쥐벼룩에 의해 전파되며 1345~1350년 사이 유럽에서 4,300만명이 사망한 바 있고 현재도 쥐벼룩에 의한 전파가 가능하다.

페스트는 림프선종 또는 폐렴을 일으키는 급성감염병으로 림프선에 병변을 일으키는 선페스트와 패혈증을 일으키는 패혈성 페스트, 폐렴을 일으키는 폐페스트로 분류된다.

임상적으로는 폐페스트는 갑자기 고열을 내면서 발병하여 주로 서혜림프선에 유통성 종창을 일으키며 마비되어 사망한다.

2) 병원체 및 감염경로

*Yersina pestis*가 병원체인 급성 감염병이다. 병원소는 쥐벼룩이다. 잠복기는 폐페스트는 2~4일이며 림프절선 페스트는 2~6일이다.

감염된 쥐를 흡혈한 쥐벼룩에 물리거나 간접 전염된 동물의 고름에서 직접 전염된다. 폐페스트처럼 비말전염도 된다.

3) 치료 및 예방

선페스트는 사람 사이에는 전파되지 않는다. 쥐벼룩은 적정 온도와 습도에서 수주~수개월 생존한다. 폐페스트는 비위생적 밀집생활을 유도하는 기후와 사회적 환경에서 전염성이 강하다.

예방을 위해서 구서작업 및 모든 선박에 대한 검역을 철저히 한다. 환자의 가래, 고름, 오염된 물건이나 대소변을 철저히 소독한다.

폐페스트 환자를 치료하는 의료진이나 근접접촉(close contact)을 한 사람은 예방목적으로 7일간 tetracycline이나 chloramphenicol을 복용하는 것이 필요하다.

7. 일본뇌염(Japanese B. encephalitis)

1) 개요

일본뇌염은 우리나라에서는 8월부터 10월 사이에 많이 발생되는데 이것은 뇌염모기(*Culex tritaeniorhynchus*)에 의해서 전파된다. 고열과 빠른 맥박이 있고 환자에게서 90% 두통을 호소하는데 3~4일 동안 계속된다. 때로는 오심, 구토를 할 때도 있으며 손, 혀, 입술의 신경증상으로 말을 못하고 목이 뻣뻣해지며 의식이 없어지는 경우도 있다. 4세 이하의 어린이에게서 경련 증상을 보이며 치명률이 높다.

감염은 불현성 감염이 대부분이다. 전구기(2~3일), 급성기(3~4일), 아급성기(7~10일), 회복기(4~7주)의 임상증상을 보이며, 현성 감염인 경우 급성으로 진행하여 고열(39~40℃), 두통, 현기증, 구토, 복통, 지각 이상 등을 보인다. 진행되면 의식장애, 경련, 혼수에 이르며 대개 발병 10일 이내에 사망한다. 경과가 좋은 경우에 약 1주를 전후로 열이 내리면서 회복된다. 합병증으로는 연축성 마비, 중추신경계 이상, 기면, 진전 등이 있다.

2) 병원체 및 감염경로

일본뇌염바이러스는 Flaviridae과의 arbovirus B군에 속한다.

병원소는 뇌염모기이다. 일본뇌염은 Culex속 모기(빨간작은집모기)에 의해 매개되는데 모기는 야생조류나 일부 포유류로부터 감염된다. 주로 돼지가 바이러스의 증폭숙주로서의 역할을 하는 것으로 알려져 있다. 잠복기는 4~21일이나 감염형태에 따라 다르다.

사람에서 사람으로 직접전염은 안된다. 발병 후 사람의 혈액에서 virus를 증명하기 어렵다. 돼지에서는 혈액속의 virus가 있는 기간을 감염기간으로 보고, 대개 모기의 수명은 1~2개월이며 살아있는 동안 전파한다.

3) 치료 및 예방

전반적이며 회복 후 영구면역을 얻는다. 잠복기는 5~14일이며 현성감염은 500~1,000명에 1명 정도가 임상증상을 나타내고 불현성 감염자가 많다.

신속한 발생보고와 모기구제 및 모기에 물리지 않도록 하고 피로하지 않도록 건강관리를 하여야 한다. 예방접종도 필요하다. 기초접종(생후 12~24개월 1~2주 간격으로 2회, 기본접종 후 12개월 뒤 1회 접종) 및 만6세, 12세에 각각 1회씩 추가접종을 한다.

일본뇌염에 대한 특이적인 치료법은 없고 호흡장애, 순환장애, 세균감염 등에 대하여 보조적인 치료가 필요하다.

8. 신증후군출혈열(Epidemic hemorrhagic fever)

1) 개요

신증후군출혈열(유행성출혈열)은 우리나라에서도 경기도 북부 및 강원도 등지에서 늦봄과 늦가을에 많이 발생되는데 심한 출혈, 혈뇨, 단백뇨 등이 있는 급성감염병이다. 6.25 당시 중공군에 의해 전파되었다는 보고가 있다.

국내에서 발생되는 출혈열은 이전에는 모두가 먼저 발견된 *Hantaan virus*로 생긴다고 생각되었으나 최근에 환자로부터 *Hantaan virus*(야외형)와는 구분되는 *Seoul virus*(도시형)가 분리, 동정된 바 있다.

잠복기는 9~35일 정도로 평균 약2~3주 정도이며 급성으로 발열, 출혈경향, 요통, 신부전이 특징으로 임상증상 경과로는 5기로 나눌 수 있으며 다음과 같다.

(1) 발열기(3~5일)

갑자기 시작하는 발열, 권태감, 식욕 부진, 심한 두통 등이 나타나고 복통, 요통, 얼굴과 몸통의 발적, 결막 충혈, 출혈반 등이 차차 발생한다.

(2) 저혈압기(수시간~3일)

전신증상이 지속되고, 해열과 동시에 혈압이 떨어져 불안해 보이며, 심하면 착란, 섬망, 혼수 등 쇼크 증상을 보인다, 심한 단백뇨, 빈뇨가 나타나고, 혈소판 감소, 백혈구 증가, 혈뇨, 토혈, Hematocrit 상승 등의 출혈 경향이 나타난다.

(3) 핍뇨기(3~5일)

혈압이 정상 혹은 떨어지며 오심, 구토, 핍뇨, 질소혈증, 전해질 이상(K 증가), 때로는 뇌부종, 폐수종도 볼 수 있다. 반상 출혈, 자반, 위장관 출혈이 현저해 지고 소변이 나오지 않는다.

(4) 이뇨기(7~14일)

신기능이 회복되는 시기로 다뇨(3~6ℓ/일)가 동반되며, 심한 탈수, 쇼크, 폐합병증으로 사망할 수 있다.

(5) 회복기(1~2개월)

가끔 다뇨가 지속되거나 야뇨, 빈혈 증상이 있다.

2) 병원체 및 감염경로

병원체는 *Hantaan Virus*(Bunyaviridae과에 속하는 *Hantavirus*속)이다. 이외에도 *Seoul virus*(도시형 출혈열의 병원체), *Puumula virus*(Scandinavia형 출혈열의 병원체), *Prospect Hill virus*(미국에서 분리되며 비병원성)가 있다.

들쥐의 72~90%를 차지하는 등줄쥐(*Apodemus agarius*)의 배설물이 건조되면서 호흡기를 통해 전파된다. 도시의 시궁쥐, 실험실의 쥐도 바이러스를 매개한다. 타액과 대변으로 약 1개월간, 소변으로는 1년 이상 바이러스를 배출한다. 집쥐나 실험용 흰쥐는 서울바이러스를 타액으로 약 1개월간, 소변 및 대변으로는 약 1주일만 배출한다.

현재까지 환자에서 다른 사람으로 바이러스가 전파되어 환자가 발생하였다는 보고는 없다. 늦가을(10~11월)과 늦봄(5~6월)건조기에 많이 발생한다. 야외활동이 많아 감염기회가 많은 젊은 연령층 남자가 잘 감염되며 (남성 대 여성 환자비율은 약 2:1), 최근에는 소아에서도 환자가 나타나고 있다.

3) 치료 및 예방

치료를 위한 특이요법은 없고 병리학적 및 생화학적인 지식을 바탕으로 임상경과시기별로 적절한 대증요법을 실시한다. 치료에 앞서 출혈이나 쇼크의 발생을 감소시키기 위해서 절대안정이 필요하다.

다발지역에 접근하지 않는 것이 최선의 예방법이며, 예방접종 백신이 있으나 효능에 대한 논란이 있다.

상세한 예방법은 다음과 같다.

- 유행 지역의 산이나 풀밭에 가는 것을 피할 것. 특히, 늦가을(10~11월)과 늦봄(5~6월) 건조기에는 절대 잔디위에 눕거나 잠을 자지 말 것
- 들쥐의 배설물에 접촉을 피할 것
- 잔디위에 침구나 옷을 말리지 말 것
- 야외활동 후 귀가 시에는 옷에 묻은 먼지를 털고 목욕을 할 것
- 가능한 한 피부의 노출을 적게 할 것
- 전염위험이 높은 사람(군인, 농부 등)은 적기에 예방접종을 받을 것
- 신증후군출혈열 의심시 조기에 치료를 받을 것

9. 황열(Yellow fever)

1) 개요

열대 및 아열대 지방의 질병으로 때로는 온대지방에서도 발생하는 급성 감염성 질환으로 황열병이라고도 한다. 지난 200년 동안 황열은 세계에서 심각한 감염병 중 하나였다. 미대륙의 열대와 아열대지방에는 치명적인 유행병이 만연했고, 멀리 북쪽의 보스턴과 풍토병의 중심에서 멀리 떨어진 스페인·프랑스·영국·이탈리아 등지에서도 발생했다. 그 기간 동안 이 유행병은 서인도제도, 중앙 아메리카, 미국 남부를 계속해서 휩쓸었는데, 근래에는 사하라 사막 남쪽에서 자이레, 탄자니아에 이르기까지 유행지역이 확대되고 있다.

바이러스가 간세포를 파괴하기 때문에 황달이 흔하며, 이 증상으로 황열이라는 이름이 붙여졌다. 잠복기간은 3~6일간이며 갑작스럽게 발열, 오한, 두통, 요통, 전신 근육통, 허탈, 오심, 구토 증상이 나타나며 상대적 서맥이 특징이다.

황달은 초기에는 경미하지만 진행되면 심해지고, 단백뇨나 무뇨도 생길 수 있다. 백혈구 감소는 초기부터 나타나지만 5일째에 가장 현저해진다. 대부분은 이 시기를 지나면 회복된다. 일부는 수 시간 ~ 수일의 회복기 후에 예후가 좋지 않을 때는 출혈경향이 있는 중독 증상기에 들어가며, 비강출혈, 잇몸출혈, 각혈이나 혈변, 간부전, 신부전을 초래한다.

증상이 생긴 후 7~10일 사이에 쇼크와 혼수로 사망하는데, 황달이 생긴 경우 사망률은 20~50%에 이른다. 유행지역의 전체 사망률은 5% 이하로 경증형도 많다.

2) 병원체 및 감염경로

병원체는 Flaviviridae과의 *Flavivirus*속의 *yellow fever virus*이다.

바이러스를 지닌 모기에 의해 감염되기 쉬운 숙주 사이에서 전파되며, 상당히 다른 2가지 형태가 있다. ① 도시형 전파는 열대숲모기(*Aedes aegypti*)에 의해 사람에서 사람으로 전파 ② 밀림형 전파는 숲에서 사는 많은 종류의 모기에 의해 포유류 숙주(대개는 원숭이)로부터 사람에게 전파된다.

3) 치료 및 예방

혈액에서 바이러스를 분리하거나 혈액과 간조직에서 각각 ELISA법과 특이항체를 이용하여 바이러스 항원을 검출한다. 검체에서 PCR법으로 바이러스를 검출할 수도 있으며, IgM 특이항체를 검출하거나 연속하여 채취한 혈청에서 항체가의 증가로 진단할 수 있다.

특별한 치료는 없다. 영양보전과 보조적인 치료, 특히 열을 내리는 것이 편안함을 유지하고 사망률을 줄이는 데 중요하다.

황열증상의 진전과정은 빠르다. 회복에는 오랜 시간이 걸리지만 완전하게 회복되고, 평생 면역을 갖게 된다. 사망률은 바이러스의 균주(strain)와 인종에 따라 다르다.

황열은 매개체 박멸과 예방접종으로 완전히 예방할 수 있는 질병의 좋은 예이다. 예를 들면 열대숲모기 박멸운동을 통해 파나마 운하의 건설이 가능했고, 예방백신 한번 투여로 99%에서 평생면역(적어도 30~35년간)이 생긴다.

연령이 9개월 이상이면 약독화 생백신을 투여한다. 항체는 투여 후 7~10일이면 나타난다. 9개월 이하에서는 백신에 의한 뇌염이 발생할 수 있으므로 투여하지 않는다. 특히, 4개월 이하에서는 금기이다. 태아에서 이상을 초래한 예는 보고가 없지만, 임신 초기에는 되도록 접종하지 않는 것이 좋다. 무증상 HIV감염자에게도 사용할 수 있다.

아프리카와 남미의 유행지역에 가는 사람은 황열병의 예방접종 증명서가 필요하며 증명서가 없으면 6일간의 검역기간이 필요하다. 증명서는 백신접종 10일 후부터 10년간 유효하다.

10. 뎅기열(Dengue fever)

1) 개요

Aden fever, bouquet fever, breakbone fever, dandy fever, date fever, exanthesis arthrosia, polka fever, scarlatina rheumatica, solar fever 등 다양하게 불리는 열성질환이며 최근 발생률이 높아지고 있다.

대개 잠복기는 5~7일이다. 사람에서 사람으로의 감염은 없다. 사람은 발열기 직전부터 발열이 지속되는 동안(평균 6~7일) 모기에 대해 감염성이 있다. 모기는 바이러스혈을 흡혈한 지 8~12일 간의 잠복기 동안 모기의 침샘에서 증식한 바이러스를 보유하게 되어 평생 감염성을 가진다. 누구나 감염되며, 보통 소아가 성인보다 증상이 가볍다. 감염된 뎅그 바이러스형에 대해서는 평생 면역이 생기지만, 다른 뎅기 바이러스형에 대해서는 방어되지 않을 뿐만 아니라 오히려 증상을 악화시킬 수 있다.

뎅기열은 급성으로 나타나는 열성질환이다. 발열은 3~5일간 계속되고, 심한 두통, 근육통, 관절통과 안면통이나 식욕 부진이 생기며, 초기에 때로 전신에 홍반이 나타난다. 해열기에는 전신에 반점상구진이 나타나 1~5일간 계속되는데 초기에는 얼굴, 목 및 가슴부위에 점상 발진이 일시적으로 나타나다가 발병 3~4일째에 가슴과 몸통에서 시작하여 사지와 얼굴로 퍼지게 된다. 전신의 림프절이 커지나 간이나 비장은 촉진되지 않는다.

열이 떨어진 직후 전신의 발진은 사라지고 발등, 다리, 손, 팔 등에 국소적으로 점상출혈이나 비출혈 잇몸출혈 등 경미한 출혈경향이 경과 중에 나타난다. 성인에서는 장관출혈이나 월경과다, 림프절종창 등이 나타나지만, 수액보충요법만으로도 사망은 드물다.

2) 병원체 및 감염경로

뎅기열 및 뎅기 출혈열은 Flaviviridae과 *Flavivirus*속의 DEN-1, DEN-2, DEN-3, DEN-4형 등의 4가지 혈청형의 바이러스에 의한 질환이다. 직경 30㎚ 크기의 단일 외피를 갖는 RNA 바이러스로서 다양한 종류의 모기와 조직배양에서 성장이 가능하다. 감염된 뎅그 바이러스형에 대해서는 평생 면역이 생기지만, 다른 뎅그 바이러스형에 대해서는 방어되지 않기 때문에 유행지역에 사는 사람들의 경우 일생 동안 4가지 형태의 뎅기 감염이 모두 일어날 수 있다.

뎅기열은 아시아, 남태평양 지역, 아프리카, 아메리카 대륙의 열대지방에 걸쳐 널리 발생한다. 뎅기 출혈열은 남아시아, 동남 아시아, 태평양 지역과 라틴 아메리카에서 나타난다. 열대 아시아에서는 15세 이하에서 주로 발생하고, 우기에 많다. 집안에서

활동하는 모기(*A. aegypti*)에 물려 감염되며, 암컷 모기가 낮 동안에 바이러스보균자를 흡혈한 뒤, 다른 숙주를 물어 바이러스를 즉시 전파하게 되는데, 열대의 도시지역에서는 인간-*A. aegypti*, 동남 아시아와 서아프리카에서는 원숭이-모기의 관계에 의해 감염의 순환고리가 유지된다.

3) 치료 및 예방

특별한 치료법은 없으며 대증요법이 전부이다. 뎅기출혈열은 혈관허탈에 대한 수액보충과 산소요법으로 많이 개선되지만, 중증에서는 혈장투여도 필요하다. 과다주입에 유의하면서 충분한 양의 수액보충을 시행한다. 그러나 헤파린과 아스피린은 금기이다.

곤충 기피제 등을 사용하여 모기에게 물리지 않도록 한다. 모기가 생기는 장소를 없애거나, 살충제를 사용하여 매개모기를 줄이는 노력을 한다. 환자는 회복될 때까지 모기에게 물리지 않도록 한다. 별도의 백신은 없다.

11. 중증 열성 혈소판 감소 증후군(Severe Fever with Thrombocytopenia Syndrome, SFTS)

1) 개요

중증 열성 혈소판 감소 증후군(SFTS) 바이러스에 의한 감염병으로 2000년대 들어 중국에서 환자가 나타나 2011년에 병원균이 확인된 전염병이다. 2013년 1월부터 일본에서 사망자가 확인됐고, 대한민국에서도 제주도에서 사망한 환자에게서 작은소참진드기에 의해 감염되는 SFTS 바이러스가 확인되었다. 쥐를 매개체로 한 진드기를 통해 전염되기 때문에 흔히 쯔쯔가무시병으로 오인되기도 한다. 주로 산과 들판의 풀숲에 살고 있는 작은소참진드기에 물려서 감염되는 것으로 추정된다.

잠복기는 약 1~2주이다. 초기에는 특이적인 증상은 없으나, 다발성 장기부전을 동반하여 심각한 증세로 급속히 발전한다. 전신이 나른해지고, 구역질이 나는 경우가 많다. 그 후 고열과 설사 등 증상을 보이며, 혈소판이나 백혈구가 급감한다. 단백뇨, 혈뇨

증을 동반하기도 한다. 2006년 이후 주로 중국, 일본, 한국 등 동북아를 중심으로 발발하고 있다. 보통 자연 회복되나 12~30% 정도는 중증화되어 사망한다.

2) 병원체 및 감염경로

중증열성혈소판감소증후군을 일으키는 바이러스는 신종 *phlebovirus*로 직경 80~10㎚의 구형 바이러스이다. 이 바이러스에 대한 정보는 아직 없는 편이다. 건조환경에서 급속히 불활성화 되며 실온에서 24시간 방치 시 감염력을 상실한다.

작은소참진드기에 물려 감염되는 것으로 추정한다. 일부 감염된 사람의 혈액에 노출되는 경우 등에 있어 사람 간 전파가능성이 보고된 바는 있으나 확실하지는 않다.

3) 치료 및 예방

특별한 치료방법은 없다. SFTS 특이 항바이러스제는 부재하나 내과적 대증치료 시행한다.

현재 유효한 백신은 없다. 진드기에 물리지 않도록 하는 것이 주된 예방법이다. 특히, 작은소참진드기의 활동 시기인 5~8월에 산이나 들판에서 진드기에 물리지 않도록 주의해야 한다. 풀숲에 들어갈 때에는 긴 소매, 긴 바지 등을 착용하여 피부 노출을 최소화 해야 한다.

12. 리슈마니아증(Leishmaniasis)

1) 개요

사람에 감염되는 종은 형태학적으로 감별하기 어려우며 지역적 분포, 임상적 소견, 혈청학적 특징 등으로 크게 3가지 감염증으로 구분된다. 즉, **피부 리슈마니아증**(cutaneous leishmaniasis)과 **피부점막 리슈마니아증**(cutaneous and mucocutaneous leishmaniasis), **내장 리슈마니아증**(흑열병 visceral leishmaniasis,kalaazar)이다.

(1) 피부 리슈마니아증

1주에서 수 개월의 잠복기를 갖는다. 사람에서 사람으로 전파되지 않는다. 사람은 원충이 있는 동안 전염력이 있으며, 치료받지 않으면 보통 수 개월에서 2년간 매개곤충에 대한 전염력이 있다. 수혈 감염, 성행위 감염도 드물게 보고된다. 누구나 감염되며, 감염에 의해 일생동안 지속되는 종특이적 면역이 생긴다.

(2) 피부점막 리슈마니아증

침입한 피부점막 부위에서 구진으로 시작되며, 결절을 거쳐 무통성의 궤양이 된다. 병변은 하나이기도 하지만 다발하기도 한다. 병변 부위는 수 주에서 수 개월 내에 자연 치유되지만, 1년 이상 계속 지속되기도 한다. 초기병변이 치유되고 난 후 몇 년 지나서 재발하면 주변부에 궤양, 구진, 결절 등을 형성한다.

(3) 내장 리슈마니아증

발열과 간과 비장종대, 림프절 종창을 유발하며 빈혈, 백혈구 감소, 혈소판 감소 등과 함께 허탈을 초래하기도 한다. 치료하지 않으면 대개 사망한다.

2) 병원체 및 감염경로

파동편모충에 속하는 병원체가 사람 등 세포내에 기생하고 매개곤충인 *Phlebotomus* (sand fly) 체내에서는 전편모충으로, 포유동물에서는 무편모충으로 증식하는 종류가 리슈만편모충(*Leishmania*)이다. 이 충체는 2~3㎛ 정도의 크기이고 감염된 숙주세포의 세포질 속에서 식공포를 만들고 그 안에서 분열 증식한다. 이러한 생활사와 형태는 모든 리슈마니아편모충 종에서 공통이다.

매개곤충은 sand fly이며 보유숙주는 개나 고양이가 가장 중요하고 그 외에 여우, 자칼 등 야생 육식동물이 보유숙주 군(pool)을 형성한다.

매개곤충의 암컷이 흡혈할 때에 이 충체에 감염된 대식세포가 매개곤충의 체내로 넘어가면 파동막이 없이 하나의 편모가 돌출하는 시기로 탈바꿈 하여 증식한다. 이 매개곤충이 새로운 사람을 흡혈할 때 침과 함께 주입하면 새로운 감염이 일어난다.

3) 치료 및 예방

치료에는 pentavalent antimony sodium gluconate(pentostam 또는 solustibosan)을 10~20mg/kg/일을 정주하며, 반감기가 대단히 짧기 때문에 분할 투여한다. 인도에서는 7일간, 아프리카에서는 조금 길고, 지중해 연안에서는 증량하여 사용한다. 20mg/kg/일을 10~20일간 투여하며, 점막병 환자에서는 28mg/kg/일을 4주일 이상 투여한다. 단, 증량이나 장기투여는 부작용이 많다. pentamidine, ketoconazole, itraconazole이나 amphotericin B도 사용된다.

최우선적인 예방은 매개곤충에 물리지 않도록 하는 것으로 저녁에 sand fly가 활동을 시작하므로, 가능한 한 수풀 등 sand fly가 서식하는 장소를 피한다. 외출 시에는 곤충기피제를 뿌리고 sand fly가 번식하는 장소에 살충제를 살포하면 효과가 있다.

13. 주혈흡충증(Schistosomiasis)

1) 개요

세계보건기구가 정한 6대 열대병의 하나로 전 세계적으로 2억 명의 감염자가 있어 말라리아 다음으로 중요한 질병이다. 주혈흡충증은 여러 가지 주혈흡충 감염으로 일어나는 질환을 통칭하는 것으로 인체 기생 주혈흡충은 지금까지 일본주혈흡충, 만손주혈흡충, 방광주혈흡충, 메콩주혈흡충, 말레이주혈흡충, 인터칼라툼주혈흡충 등 6종이 있다

(1) 잠복기

유미유충의 피부 침입 후 성충으로 될 때까지의 시기를 말한다. 유미유충이 침범한 부위에 가려움을 동반한 피부염, 간이나 다른 장기에 침범시 점상출혈, 호산구 및 중성구 침윤, 감염 후 수일동안 독성증상 및 알러지성 발진이 나타날 수 있고 그 이후는 무증상으로 있다가 잠복기 말에 입맛 소실, 두통, 무력감, 사지통증, 야간발한 등이 나타난다.

(2) 급성기

성충이 되어 산란하는 시기로 감염 후 1개월 정도 지난 이후이다. 충체의 종류마다 산란 부위와 산란량이 달라 병변과 증상이 각각 다르게 나타난다. 일본주혈흡충의 경우 산란량도 가장 많으며(3500개/일) 병변도 가장 심하다. 발열, 메스꺼움, 두드러기, 호산구증다증, 복부불쾌감, 설사, 점액성 혈변, 체중감소, 기침, 간과 비장종대 등이 주요증상이다.

만소니주혈흡충의 경우 산란량이 적고 일본주혈흡충보다 병변과 증상이 가볍다. 방광주혈흡충은 대부분의 방광 점막을 파괴하여 혈뇨, 빈뇨, 뇨실금, 배뇨곤란, 회음부 통증 등이 나타난다.

메콩주혈흡충은 일본주혈흡충과 비슷한 양을 산란하며 가벼운 증상을 보인다. 말레이주혈흡충의 산란량은 알려져 있지 않으며 증상은 일본주혈흡충과 비슷하고 인터칼라툼주혈흡충은 만소니주혈흡충과 산란량이나 증상이 비슷하다고 알려져 있다.

(3) 만성기

일본주혈흡충증은 장벽이 점차 두꺼워지고 섬유화가 진행되며, 장점막의 위축으로 심한 소화장애가 나타나며, 간과 비장종대, 간경변증 및 복수와 부종이 나타난다. 장간막과 대망의 비대 및 복부팽만이 나타나고 복부피하에 정맥류가 나타나기도 한다. 충란이 대순환계를 통해 뇌에 이르면 운동중추가 손상되는 잭슨 간질(Jacksonian epilepsy)의 증후도 나타난다.

만소니주혈흡충증 역시 간 종대 및 비장종대가 나타나며 간경변증 및 복수와 부종이 나타난다. 장간막과 대망의 비대 및 복부팽만이 나타나고 충란이 뇌에 침입하여 잭슨 간질의 증후도 나타날 수 있다.

방광주혈흡충증은 방광점막비후증식과 방광내의 유두종양증식(papillomatous growth)을 볼 수 있다. 충란의 석회화로 결석이 생길 수 있으며 요도협착, 폐쇄 등으로 소변이 역류하여 신병변을 초래하기도 한다.

메콩주혈흡충증, 말레이주혈흡충증, 인터칼라툼주혈흡충증 등은 일본주혈흡충증과 증상이 비슷하다고 알려져 있다.

2) 병원체 및 감염경로

주혈흡충은 다른 흡충류와 달리 자웅이체로서 암컷과 수컷이 따로 있으나 대개 암수가 쌍을 이루어 기생한다. 성충의 길이는 6~28mm가 되며 암컷이 가늘고 길다. 수컷의 복부에 포자관이 있어 암컷을 안고 있기에 편리하도록 되어 있다.

충란도 다른 흡충류와는 달리 무난개성(non-operculated)이며, 충란의 끝에 뾰족한 돌기가 나와 있다. 주혈흡충에 따라 충란의 돌기에 차이가 있어 감별할 수 있다.

일본주혈흡충은 일본, 중국에 널리 분포하지만 우리나라에는 존재하지 않으며 필리핀, 인도네시아의 일부에 존재한다. 만소니주혈흡충은 아프리카, 아라비아, 열대 남아메리카 제국에, 방광주혈흡충은 아프리카와 중동에 존재한다.

수인성 감염병으로 중간숙주인 패류의 감염과 종숙주의 감염도 물속에서 일어난다. 사람의 경우 수영, 빨래, 낚시, 물놀이 등으로 유미유충이 피부를 통해 감염된다. 누구나 감염될 수 있지만, 사람에서 사람으로 직접 감염은 없다.

3) 치료 및 예방

치료제로는 praziquantel이 가장 특효약이며 하루 60~75mg/kg의 용량을 1일2회 혹은 3회로 나누어 1일간 혹은 2일간 투여하면 만족할 만한 치료가 가능하다.

유행 지역에서는 맨발로 물에 들어가지 않는다. 만약 무방비 상태로 물에 들어 간 경우에는 즉각 70%의 알코올로 씻도록 한다. 또한, 대소변이 직접 하수로 들어가지 않도록 상하수도를 완비한다.

환자가 발생하면 즉시 치료하여 감염원을 줄인다. 그러나 일본주혈흡충에서는 다른 동물 숙주가 존재하기 때문에 이러한 방법은 유용하지 않다. 수중 달팽이를 박멸하는 것이 도움이 된다.

주혈흡충증이 발생하는 지역에서는 수영, 도강이동 등을 하지 말아야 하고 유행지역에서는 물은 정수하거나 1분 이상 끓여 먹고, 목욕물은 65℃ 이상에서 5분 정도 데우거나 저장고에 48시간 이상 저장한 후 사용한다.

Chapter 12

미용기기류의 위생 및 소독

Chapter 12

미용기기류의 위생 및 소독

학습목표

- 미용 기기의 위생의 필요성에 대해 설명할 수 있어야 한다.
- 미용 기기의 소독법에 대해 알아야 한다.

1 개요

미용의 업무에 사용되는 미용기기류는 사람에게 직접적으로 적용하기 때문에 안정성이 매우 중요하다. 그러나 의료기기와 달리 미용기기는 그 종류가 정해져있지 않고, 관리에 대한 지침이 법으로 정해져 있지 않다. 공중위생관리법에서 미용사는 의료기기나 의약품을 사용하지 아니하는 업무만을 다루도록 하고 있기 때문에 실제 미용 현장에서 사용되는 미용기기류는 의료기기가 아닌 기기류라고 할 수 있다. 그러나 미용 현장에서는 기기류를 통해 언제든지 질병이 감염될 수 있고, 습도와 온도가 병원미생물이 증식하기 적절한 환경으로 형성되기 쉬우므로 미용기기류의 위생 및 소독은 매우 중요하게 인식되어야 한다.

미용기기는 사용대상에 따라 모발 및 두피에 사용하는 기기, 피부에 사용하는 기기, 손발톱에 사용하는 기기 등으로 구분할 수 있으며, 작용 기전에 따라 전기, 전자기파, 광선, 열, 압력, 진동 등으로 구분할 수 있다.

미용기기의 위생적인 사용을 위해서는 사용설명서에 맞게 운용하며, 세심하게 관리하여 병원미생물의 증식을 막아 미용기기에 의해 질병에 감염되지 않도록 해야한다.

2 미용 기기의 소독법

1. 헤어 미용실

1) 헤어드라이기

헤어드라이기를 오래 사용할 경우 모터 부분에 먼지가 많이 쌓이게 되는데 먼지가 제거되지 않은 채로 사용하면 호흡기로 먼지가 유입될 수 있다. 또한 고장의 원인이 되며 과열로 인한 화재의 위험도 있다. 먼지를 솔로 털어 낸 후 물수건 등으로 닦아준다.

2) 열처리기(전기스팀)

열처리기를 사용하여 퍼머, 코팅, 염색 등 약제가 사용되는 시술 시에는 스위치 부분에 제품이 묻거나 약제가 묻을 수 있으므로 물걸레로 틈새를 잘 닦아준다.

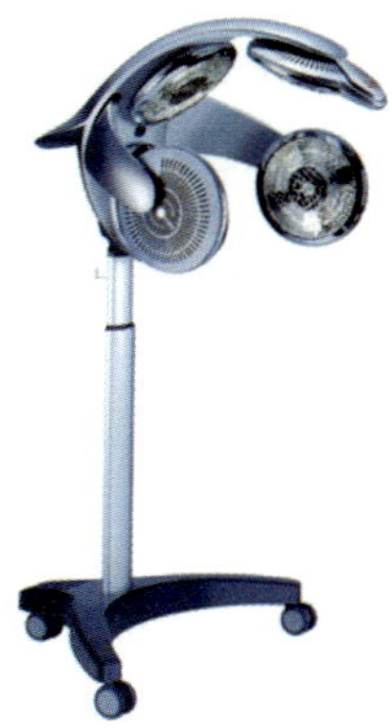

◆ 그림 12-1. 열처리기

3) 롤러볼

필터 역할을 하는 망 사이에 먼지가 끼지 않게 하고 플라스틱에도 먼지가 끼지 않게 자주 물걸레로 닦아준다.

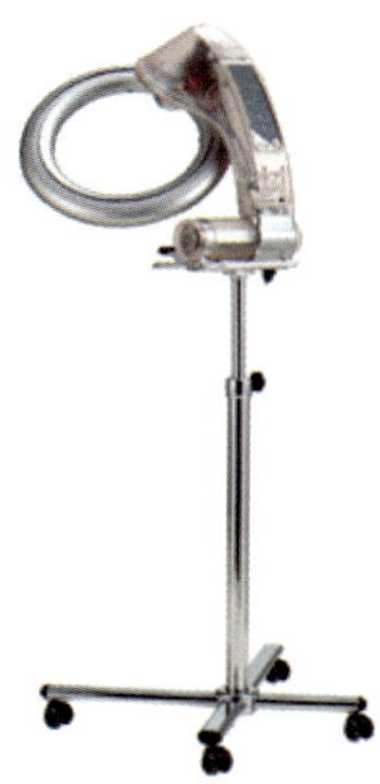

◆ 그림 12-2. 롤러볼

4) 샴푸대

염색약으로 주변이 지저분해지고, 오물로 인한 세균의 번식이 우려되므로 청결에 유의하고 샴푸시 머리카락이 빠져 하수구 구멍을 메울 수 있으므로 개수구에 머리카락이 걸러질 수 있는 촘촘한 철망을 설치하는 등의 세심한 주의가 필요하다.

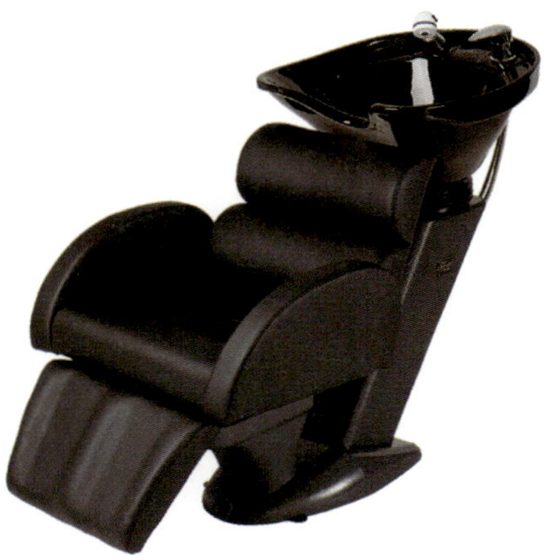

◆ 그림 12-3. 샴푸대

5) 미스트(Mist)

물을 물통에 담아 내뿜는 증기로 트리트먼트하는 기계이다. 물통과 증기가 뿜어져 나오는 호스는 습도와 온도가 병원미생물이 증식하기 좋은 환경을 만들어 주므로, 자주 소독과 세척을 해주어야 한다.

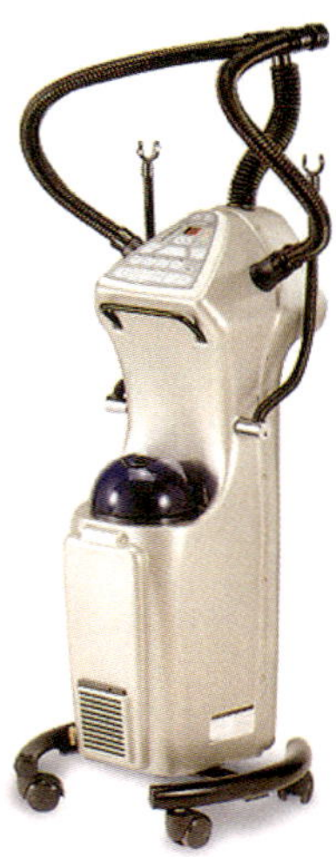

◆ 그림 12-4. 미스트기

6) 헤어 세팅기

고객의 머리에 직접 닿는 것으로 세팅기 사이사이에 머리카락이 끼어 있거나 롤 가운데 먼지 등이 쌓이게 된다. 세척을 한 후에 얼룩이 지지 않게 닦아주며 사용하지 않을 때에는 뚜껑을 반드시 닫아서 먼지가 들어가지 않게 보관한다.

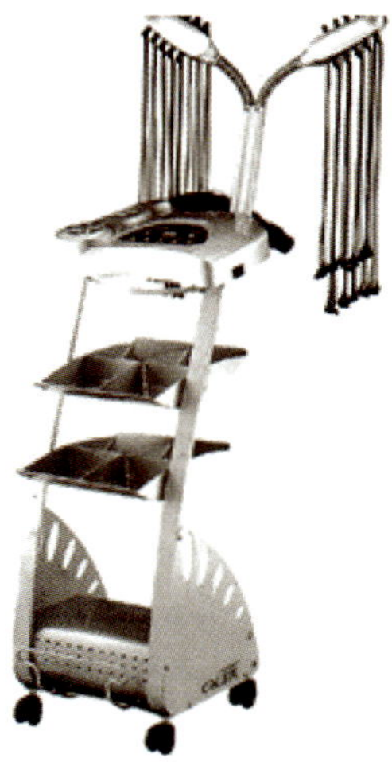

◆ 그림 12-5. 헤어세팅기

7) 헤어미용 도구류

(1) 빗과 가위

빗과 가위는 사용 후 세척한다. 브러쉬 같은 경우 머리카락을 깨끗이 제거하고 세척하여 자외선 등의 소독과정을 거친 후 비닐로 포장하여 사용 전, 후를 구별한다.

브러쉬 보관통이나 가위 보관함에는 먼지나 머리카락이 떨어질 수 있으므로 자주 닦아준다. 감염방지를 위해 사용 후 초음파 소독기에 넣어 두는 것도 좋은 방법이다.

(2) 퍼머종이, 고무줄

완전히 건조되지 않은 퍼머종이는 세균 및 곰팡이 등이 번식할 수 있으므로 깨끗이 빨았더라도 반드시 완전 건조시킨 후 사용하는 것이 좋다. 고무줄도 세탁 후 건조시켜 사용한다.

(3) 장갑

펌이나 염색 시술 시 착용하는 장갑을 사용 후 제대로 세척과 건조를 하지 않아 약액이 남아 있을 경우에는 손을 상하게 하거나 습진을 일으킬 수 있으므로 사용 후 세탁, 건조 등의 관리를 잘해야 한다.

최근에는 1회용 비닐장갑을 많이 쓰는 편인데, 이 경우 약제가 묻지 않게 손목 부분부터 뒤집듯이 벗어서 폐기한다.

(4) 분무기

분무기에 담은 물을 자주 갈아주지 않거나 용기의 세척이 이루어지지 않은 채 사용될 경우 세균 및 곰팡이가 증식할 수 있으므로 용기 안을 깨끗이 세척하고 물을 자주 갈아주며 오염된 것으로 판단되는 것은 폐기한다.

(5) 롯드(Rod)

롯드는 여러 사람이 공동으로 사용하고, 약액이 묻어 있는 경우가 많으므로 사용 후 곧바로 물로 깨끗이 세척하고 소독을 한 후 건조시켜야 한다.

(6) 스펀지

모발을 자른 후 고객의 목이나 귀 뒤에 붙은 머리카락을 털기 위해 사용하는 스펀지는 잘못하면 피부병 등을 옮기는 감염원이 될 수 있으므로 자주 세탁하여 사용한다.

2. 피부관리실

피부관리실에서 사용하는 전기를 이용한 각종 미용기기류들은 수시로 닦아주고 사용하지 않을 때에는 먼지가 끼지 않게 덮개로 덮어 보관하며, 연결된 많은 전선들은 물걸레로 닦아 청결한 상태를 유지하도록 한다.

1) 백 스프레이(Vac spray)

Spray bottle은 사용 후 물 세척을 한 후 자외선 소독기에 넣어 소독하며, filter는 더러워지면 세탁하여 잘 말린 후 사용한다.

Spray는 분무구멍에 미네랄이 쌓이는 것을 방지하기 위해 세척을 자주 해준다.

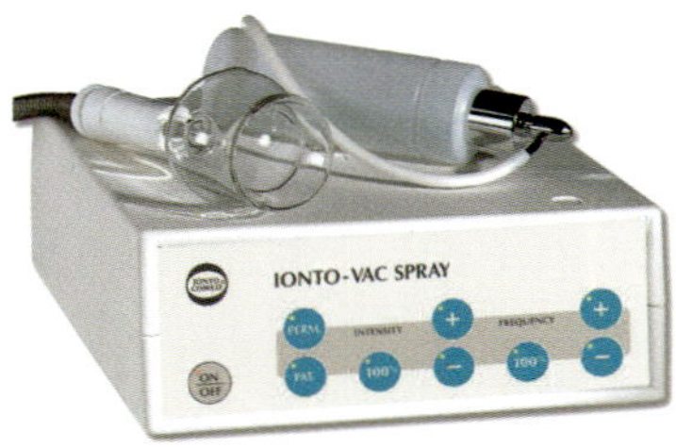

◆ 그림 12-6. 백스프레이

2) 스티머(Steamer)

증류수를 담는 유리병은 이끼가 끼지 않도록 특수솔로 구석구석 세척한다. 정수기 물은 하루 일과가 끝난 후 모두 빼어 내고 물과 식초를 10:1의 비율로 넣어주어(주1회) 물석회를 제거한다. 그리고 증기가 나오는 통로와 본체를 분리하여 닦아주고 솔 등으로 관속을 닦아준 후 알코올 솜으로 입구를 닦아준다.

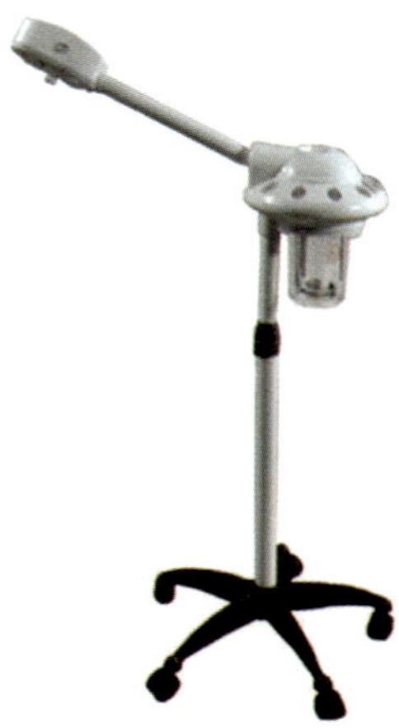

◆ 그림 12-7. 스티머

3) 진공흡입기(Suction)

유리컵(ventouse)를 사용한 후에는 작은 솔을 이용하여 중성세제로 유리컵(ventouse) 안을 닦은 후 물로 세척하여 자외선 소독기에 넣어 소독한다. 유리컵(ventouse)을 끼우는 고무 부분과 금속도 알코올로 깨끗이 닦아준다.

유리컵(ventouse)은 피부에 직접 접촉하는 부분이므로 사용 전에 소독상태를 점검하고 사용 후에는 세제를 푼 미온수에 담근 다음 거즈로 속을 깨끗이 닦아 기름기 등을 완전히 제거한다.

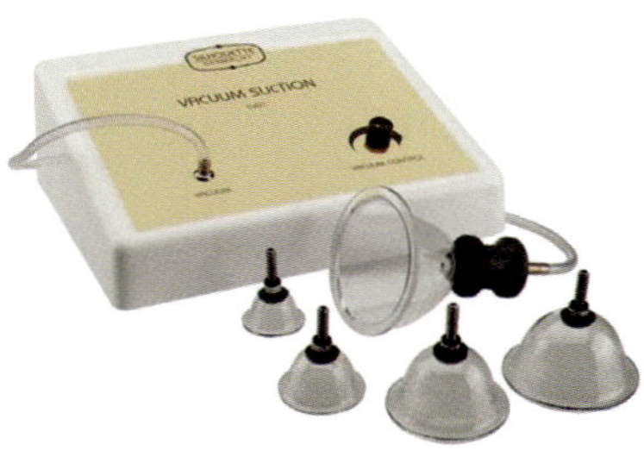

◆ 그림 12-8. 진공흡입기

4) 전동 솔(Brushing machine)

핸들 안에 작은 모터가 있으므로 물에 담그면 안된다. 브러쉬는 세제로 닦은 후 자외선 소독기에서 소독을 하며, 금속부분은 알코올로 닦아준다.

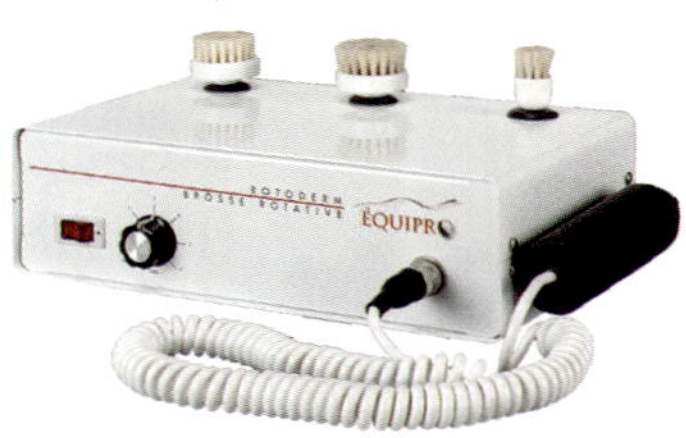

◆ 그림 12-9. 전동 솔

5) 고주파 리프팅

금속부분은 알코올로 소독하고 전선은 물걸레로 닦아주며 전선이 엉키지 않게 정리해 준다.

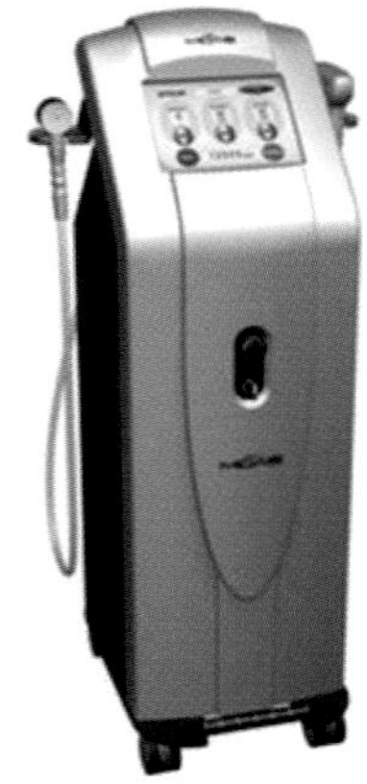

◆ 그림 12-10. 고주파 리프팅기

6) 우드램프, 확대경, 적외선 램프

우드램프(wood lamp)의 검은 천에 먼지가 끼이지 않게 세탁해 주고, 렌즈에 얼룩이 생기지 않게 자주 닦아준다. 적외선 램프는 전구에 먼지가 끼이지 않게 마른 천으로 닦아준다. 확대경의 렌즈도 마른 수건으로 닦아준다.

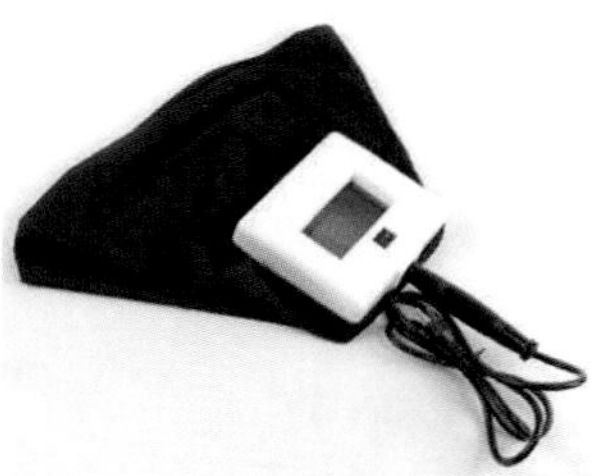

◆ 그림 12-11. 우드램프

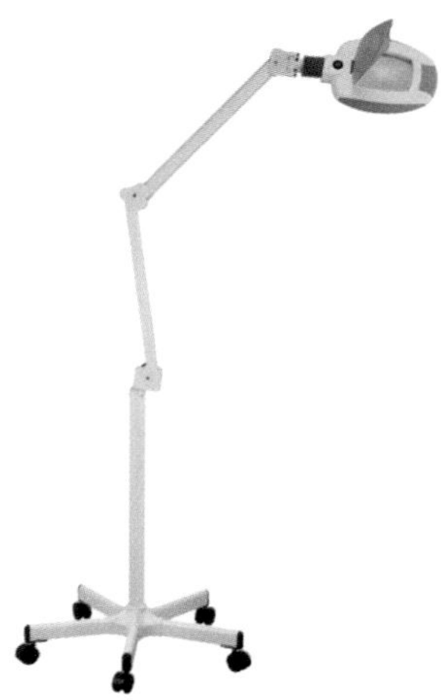

◆ 그림 12-12. 확대경

7) steam bath(스팀바스)

고객이 사용한 후에는 비닐매트와 통 안쪽에 땀과 노폐물이 묻게 되고 세균이 번식 할 수 있으므로 사용 후 세제로 닦아주고 통풍시키면서 건조시킨다.

특히 통입구는 천으로 구성되어 있어 먼지가 많이 묻게 되므로 정기적으로 삶아 세탁한 다음 일광소독을 하도록 한다.

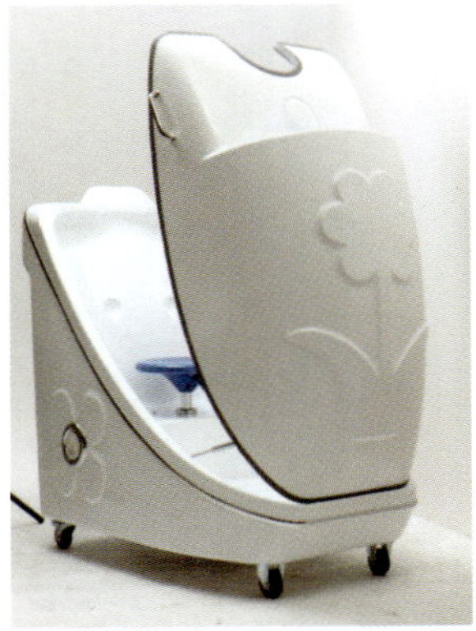

◆ 그림 12-13. 스팀바스

8) 선텐기

UV 형광등과 발판, 금속류인 환풍기와 외부표면을 물걸레나 알코올 솜 등으로 닦아내고, 그 중에서 특히 발판 구석에 먼지가 쌓이지 않게 하며 사용 후 고객의 땀과 오물이 남아 있지 않게 깨끗이 닦아준다.

오일 등의 잔여물이 완전히 제거되지 않고 다음 고객이 사용시 불쾌감을 유발하므로 세제를 푼 물로 깨끗이 닦아준다.

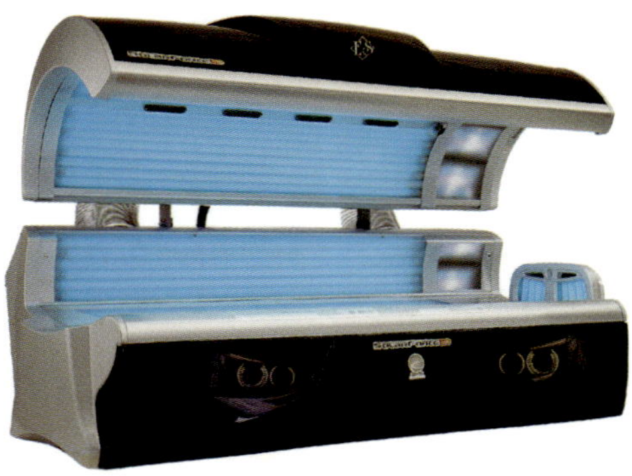

◆ 그림 12-14. 선텐기

9) 근육 안마기

각 기능에 따라 사용되는 부속 사이사이에 먼지가 끼이지 않게 물로 닦아 준 후 알코올로 닦는다. 전선은 물걸레로 닦아서 사용한다.

부속품 중 폴리우레탄으로 된 것은 세척이 불가능한 고객 개인용이므로 여러 고객에게 사용하지 않도록 주의한다.

10) 피부진단기(측정기)

모니터부분은 마른걸레로 닦아주어 먼지가 쌓이지 않게 하고 고객의 피부에 닿는 부분은 70% 알코올 솜으로 닦아준다.

11) 스킨 스크러버

사용 후에 중성세제로 씻어내고 물기를 제거한다. 스크러버는 70~80% 알코올에 20분간 두어 소독한다. 소독한 스크러버를 자외선 소독기에 넣어 보관한다.

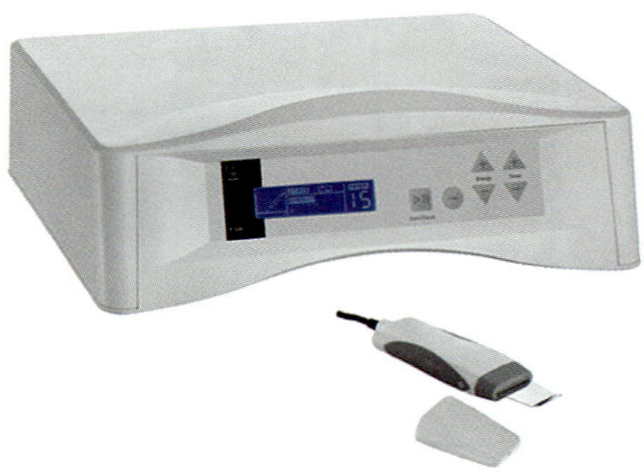

◆ 그림 12-15. 스킨스크러브

3. 네일 분야

1) 테이블

작업하는 테이블은 항상 청결한 상태를 유지한다. 상단에는 고객의 피부가 닿는 부분이므로 물걸레 등으로 깨끗하게 닦아내고, 주기적으로 소독제 등을 이용하여 소독을 실시한다.

2) 드릴(Drill), 그라인더

전기동력을 이용한 빠른 파일링에 사용되는 기계로 전기드릴 앞부분에 끼우는 팁을 골고루 교체해 가며 사용한다. 팁을 사용 후 솔을 이용하여 골고루 털어 준 후 금속류는 70% 알코올로 소독하고, 세척이 불가능한 것은 깨끗이 털어 낸 다음에 은용액을 뿌려 소독한다.

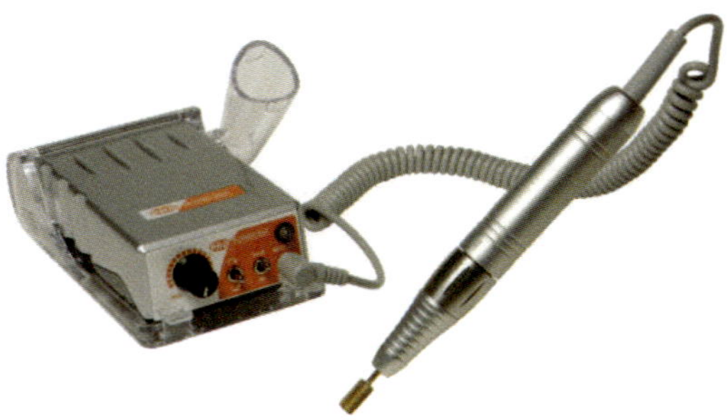

◆ 그림 12-16. 드릴

2) 핫 오일 메니큐어(Hot oil Manicure)

고객의 손톱이 상했거나 갈라졌을 경우, 또는 손을 부드럽게 하기 위해 오일이나 로션을 데워서 사용하는 플라스틱 용구로 고객마다 오일이나 로션을 새로 만들고 도구는 사용 후 세제로 닦아준다.

3) 네일 드라이어(Nail Dryer)

에나멜을 말리는 기계로 표면은 물걸레로 닦아준다. 최근에는 내부에 UV 램프를 설치하여 위생적으로 사용할 수 있게 하고 있다.

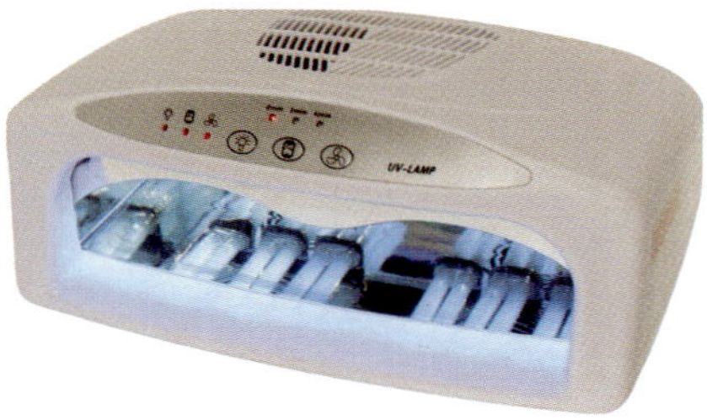

◆ 그림 12-17. 네일드라이어

4. 발관리 분야

1) 풋 스파(Foot bath)

스파는 고객이 발관리를 시작하기 전에 발을 세척하는 기구로 철저한 청결과 소독이 필요하다. 특히 바닥의 울록불록한 부분 사이에 각질과 제품의 잔여물이 하얗게 남아 있을 경우 이로 인해 병원미생물 감염의 우려가 있으므로 중성세제를 사용하여 솔로 세척한 후 얼룩이지지 않게 건조시킨다.

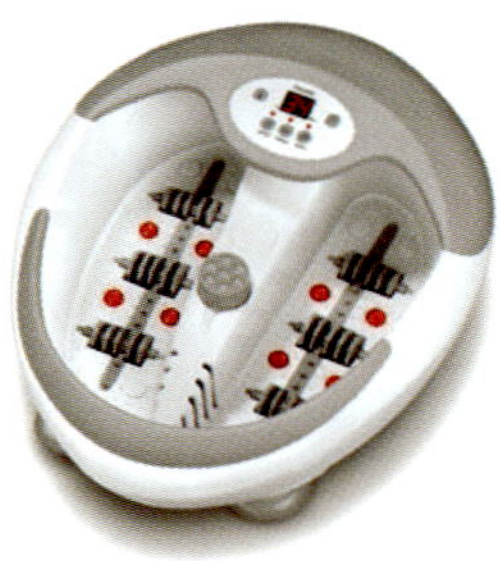

◆ 그림 12-17. 네일드라이어

2) 족문기(Foot printer), 족저경(Foot scope)

족문기 위에는 맨발을 올려놓으므로 사용 전후에 70% 알코올 스펀지로 닦아준다. 족저경도 유리부분을 사용 전후에 70% 알코올 스펀지로 닦아준다.

3) 손소독, 발소독

시술 전 발관리사는 자신의 손을 철저히 소독한다. 알코올만으로는 진균류 등의 제거가 불가능하므로 콜로이드 상태의 은용액을 스프레이로 관리사의 손 구석구석에 뿌려 소독하고, 고객의 발도 알코올로 닦은 후 은용액을 뿌려 소독한다.

무좀이 심한 경우에는 외과용 고무장갑을 착용하고 시술하도록 한다.

참고문헌

1. 김정엽 외, 병원미생물학 (청구문화사)
2. 김정혜 외, 소독 및 전염병관리 (청구문화사)
3. 서울대학교 의과대학 미생물학교실, 핵심 병원미생물학 (서울대학교출판문화원)
4. 남철현 외, 미용인을 위한 공중보건학(청구문화사)
5. 박지영 외, 소독과 감염병학(정담미디어)
6. 질병관리본부
7. 법제처 국가법령정보센터

찾아보기

INDEX

- 저 자 -

고경숙(원광대학교) 국지연(전남과학대학교) 권오혁(한성대학교)
김귀정(경북전문대학교) 김문주(안산대학교) 김미옥(신안산대학교)
김선희(수원과학대학교) 김숙희(건국대학교) 김윤정(명지전문대학교)
김은숙(서경대학교) 김홍희(연성대학교) 김효정(수성대학교)
박삼화(용인대학교) 송희라(대원대학교) 신남재(동덕여자대학교)
심예원(서울예술실용전문학교) 이귀영(신안산대학교) 이성내(경인여자대학교)
이승자(한라대학교) 이은숙(대구한의대학교) 이정선(을지대학교 평생교육원)
전선정(강릉영동대학교) 정용성(서울호서직업전문학교) 정인주(동신대학교)
진희정(서울종합예술실용학교) 천지연(서정대학교) 표영희(오산대학교)
한채정(영산대학교) 홍란희(동서울대학교) 황혜미(경희대학교)

소독 및 감염병학

2014년 08월 30일 초판발행
2020년 08월 20일 개정판발행

지은이 : 고경숙, 국지연, 권오혁, 김귀정, 김문주, 김미옥,
김선희, 김숙희, 김윤정, 김은숙, 김홍희, 김효정,
박삼화, 송희라, 신남재, 심예원, 이귀영, 이성내,
이승자, 이은숙, 이정선, 전선정, 정용성, 정인주,
진희정, 천지연, 표영희, 한채정, 홍란희, 황혜미
펴낸이 : 이상태
펴낸곳 : 청구문화사
(03706)서울특별시 서대문구 성산로 11길 15
전 화 : 02-332-0541(代) FAX : 02-337-9577
등 록 : 1990년 11월 2일 제9-247호

가격 25,000원

ISBN 978-89-5616-841-8 93510